临床实用助产技术理论与实践

主编◎成金焕　郑惠容　邓海燕

科学技术文献出版社
SCIENTIFIC AND TECHNICAL DOCUMENTATION PRESS
·北京·

图书在版编目（CIP）数据

临床实用助产技术理论与实践／成金焕，郑惠容，邓海燕主编. —北京：科学技术文献出版社，2023.9

ISBN 978-7-5235-0676-9

Ⅰ.①临⋯　Ⅱ.①成⋯ ②郑⋯ ③邓⋯　Ⅲ.①助产学　Ⅳ.① R717

中国国家版本馆 CIP 数据核字（2023）第 156009 号

临床实用助产技术理论与实践

策划编辑：邓晓旭　　责任编辑：孔荣华　邓晓旭　　责任校对：张　微　　责任出版：张志平

出　版　者	科学技术文献出版社
地　　　址	北京市复兴路 15 号　邮编　100038
编　务　部	（010）58882938，58882087（传真）
发　行　部	（010）58882868，58882870（传真）
邮　购　部	（010）58882873
官 方 网 址	www.stdp.com.cn
发　行　者	科学技术文献出版社发行　全国各地新华书店经销
印　刷　者	北京虎彩文化传播有限公司
版　　　次	2023 年 9 月第 1 版　2023 年 9 月第 1 次印刷
开　　　本	787×1092　1/16
字　　　数	217 千
印　　　张	11.25
书　　　号	ISBN 978-7-5235-0676-9
定　　　价	58.00 元

　　助产工作对于促进自然分娩，保障母婴健康和安全有重要意义，助产不仅是辅助分娩，更重要的是保障孕产期安全，减少母婴不良结局的发生。助产工作性质复杂，任务繁重，发展助产专业势在必行。基于我国助产行业和助产教育发展较迟缓，从事母婴保健和助产技术人员层次多样、受教育程度不同，临床工作面临风险大，缺乏适用于不同层次、浅显易懂、容易掌握助产技能培训的实用性教材。为了培养具有一定科学文化素养，德智体美全面发展，具有良好职业素质、人际交往与沟通能力，熟练掌握助产与护理操作技能，能够在各级各类医疗卫生、计划生育和社区卫生服务机构从事临床助产、护理、母婴保健等工作，具有职业生涯发展基础的技能型、服务型的高素质劳动者的要求，特编写了本书，希望通过学习本书能提高助产专业人员的理论水平和实践能力。

　　本书内容全面，突出"实用、易懂、好掌握"的要求，提供了助产所需的核心助产技术、基本护理知识，重点介绍孕期保健、产前检查、正常分娩、异常分娩等，其独特之处在于结合当前国际助产士培训最新信息，根据助产专业的特点新增产科常用的技术和技能，必须掌握的急救技术，常用辅助检查和药物使用原则等内容。本书突出实用性原则，突出职业能力培养，以基础理论、实践技能为主要内容，反映了当前护理领域的现实与进展，突出以护理对象为中心的护理理念，可供助产专业和临床专业妇幼方向的学生及临床助产士、产科护士等使用。

　　随着医疗技术的发展，助产技术日新月异，加之作者水平和经验有限，故书中如有疏漏或不足之处，恳请广大读者及医务工作者批评指正，以期再版时予以改进、提高，使之逐步完善。

编　者
2022 年 11 月

目录

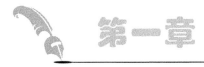

第一章

助产学概述

第一节
助产学的内涵

一、助产学相关定义

（一）妇产科学

妇产科学（obstetrics and gynecology）是专门研究妇女特有的生理和病理的一门学科，包括产科学和妇科学两大部分。产科学是一门涉及妇女妊娠、分娩、产褥的全过程，并对该过程中发生的一切生理、病理、心理改变进行诊断处理，是一门协助新生命诞生的医学科学。妇科学是研究妇女非妊娠期生殖系统的一切病理改变并对其进行诊断处理的医学学科。另外，我国的妇产科学还包括计划生育。

（二）助产学

助产学（midwifery），狭义上是为使胎儿顺利娩出母体产道，于产前和产时采取的一系列措施，主要包括照顾好产妇、认真观察产程并指导产妇正确配合产程进展及接生；广义上是一门由妇产科学衍生而来、结合护理学相关知识、研究助产理论知识、发展规律及其相关技能的一门交叉学科。助产学是在研究孕产妇、胎儿及新生儿生理和病理的基础上，对孕产妇现有和潜在健康问题的身心反应进行护理评估、诊断与处理，为孕产妇、胎儿及新生儿健康保健开展服务。

（三）助产士

助产士（midwife or nurse-midwife），是指有经验的妇产科护士通过接受正规助产学教育课程，成为具备从业资格的专业人员。她们的职责是为孕妇提供产前咨询、参与低风险产妇的生产过程，为产妇提供产后护理，为婴儿实施专门护理。

国际助产联盟（International Confederation of Midwives，ICM）对助产士的定义是：一个已经成功完成助产教育项目并被其所在国家承认的人，无论其身在何处，都必须符合ICM规定的助产士基本操作能力标准和基本教育标准，其必须获得必要的资格证书进行注册和合法授权进行助产实践，能以助产士的身份胜任助产工作，通过与孕妇建立伙伴关系，提供妇女整个孕期、产时和产后必要的支持、护理和咨询，在其职责范围内进行助产接生、提供新生儿照顾，为孕产妇提供全程连续性服务。

二、助产士的工作范畴和职能角色

助产士的技术水平和操作能力关系着母婴的安危，其工作性质决定了助产士需要集助产、产科和护理技术于一身。19世纪，助产士工作领域得到了扩展，涉及正常产程、分娩的观察处理、新生儿照顾及难产护理。20世纪末，随着人们对优生优育的倡导和需求，产科工作已逐步向科学化与现代化方向发展。在广度上，助产工作的内容和范畴从医院延伸至家庭、社区；在深度上，开始走向专业化，其知识、技术向更加先进、复杂、高级化发展，助产士职责扩大至产前和产后护理、计划生育、父母教育及妇女保健。

ICM规定助产士的工作范畴包括：助产士必须能够为妇女提供妊娠、分娩期间及产后所需的照顾，并且能够独立地执行接产工作，照顾初生婴儿及幼儿。这种护理包括实行各种预防方法、观察母亲及婴儿的异常情况、取得医疗协助，以及在缺乏医疗协助的情况下应对紧急问题。她同时以专业人士的角色，参与处理妊娠、分娩及产褥期中复杂、异常的情况。她身负向妇女、家庭、社区提供健康辅导及教育的重要任务；这方面的工作涉及产前教育、协助服务对象承担为人父母的责任，其职责也旁及若干妇科、家庭计划及幼儿护理等范畴。她可以在医院、诊所、医护单位内执业，或出外接产，或在任何其他医疗服务机构工作。

（一）角色

随着现代医学模式的改变，助产士以往单一的角色也向多重角色转变，其担任的角色也延伸至更广的领域。

1. 执行者

正确评估孕产妇在生理、心理和社会文化等方面潜在的或现存的问题及影响因素。及时准确执行医嘱，为孕产妇提供熟练的操作技术，配合医生进行各种并发症的抢救。

2. 支持者

孕产妇的心理因素对整个围生期都有重要的影响。助产士应充分重视其心理需求，为孕产妇和家属提供有针对性的信息、知识和方法，同时通过不断提供心理和情感支持可以有效地缓解其心理压力，帮助孕产妇顺利度过整个围生期。

3. 合作者

助产士主要负责正常产妇接产，协助产科医师处理难产并负责计划生育、围生期保健和妇婴卫生的宣教及技术指导。助产士是所照顾的孕产妇及其家属、医师、护士、实验室人员、特殊临床资源供应人员和管理人员等的合作者。

4. 教育者（咨询者）

助产士的健康教育职能早已经不再局限于分娩期，而是扩展至围生期。同时，健康教育的对象也不仅仅是孕产妇，而是整个家庭。

健康教育内容应包括孕前、孕期分娩期及产褥期、新生儿期保健的重要性，各期的生理表现，各期的保健要点、心理保健、营养、运动等相关知识。

（二）职能

我国内地助产士的主要职能如下。

1. 孕前健康咨询

可担任孕期检查、无痛分娩、孕期卫生、婴儿保健知识、避孕的健康指导和一般的护理与处置工作。

2. 正常妊娠期和临产分娩期的管理

（1）观察正常产程，正常产接产，处置新生儿，负责送产妇返回病房休息，新生儿母婴同室。必要时充当难产助手，或担任一部分难产急救工作。

（2）提供支持性护理，协助产妇选择适当的非药物减痛方法缓解产痛，给予饮食、排泄生活照顾，给产妇及其家人提供信息和精神心理支持。

（3）在待产室对已有镇痛的产妇做产前处置，指导及帮助进行无痛分娩，并注意产程进展和变化情况。

3. 产褥期管理

（1）注意观察产妇回病房后子宫收缩情况，以及有无流血现象和预防交叉感染。

（2）负责母乳喂养指导及新生儿的护理工作。

4. 其他

（1）负责室内物品器械的清洁保管，保持室内安静整洁和注意温度、通风的调节。

（2）负责分娩室内应用物品的准备，并及时补充。

（3）在护士长的领导下，协助完成对助产学生的临床教学及实习任务。

三、助产服务模式

围生期照顾模式主要包括助产士主导模式和产科医生主导模式两种。

产科医生主导照顾模式是指整个围生期照顾均以产科医生为主导，实行以医疗措施为主，以助产士照顾为辅的工作模式。产妇进入医院，即先预测产妇可能会有的状况发生，甚至要求产妇禁食、禁水（剖宫产时利于麻醉），因此将每位产妇当成"剖宫产的候选人";分娩过程中以胎儿为重心,产科医生为主导,产妇的自主性少。即使是一般无危险性的产妇也以胎儿监视器从头到尾监测,将产妇当成"患者",产妇下床活动受限,阻碍并延迟产程的进展。这样的分娩环境和病理化的分娩过程,加上未能充分发挥产妇自我掌控能力,必定会削弱自然分娩所需的助力。

助产士主导的连续性服务模式是指助产士监测产妇及其家庭在整个妊娠过程中的生理、心理、精神及社会健康,以产妇及其家庭为中心,强调产妇和胎儿在分娩过程中的主动性,为孕妇提供个体化的教育、咨询及产前照顾,在分娩前、产时及产后提供连续性照顾,将不必要的医疗技术干预降低到最小,对于需要产科或其他专家照顾的孕产妇能够有效识别且及时转诊。与产科医生主导照顾模式相比,助产士在满足正常孕妇的需求方面更符合自然分娩的过程,包括保护、支持、阴道分娩及正常的哺乳。同时,更加关注孕妇对怀孕和分娩经历的期望及心理需求。

助产士主导的连续性服务模式同其他照顾模式的区别在于:理念、关注点、照顾提供者与孕妇的关系、分娩时干预措施的使用等方面有所不同。

目前,ICM 倡导的是"助产士主导的连续性服务模式",强调妊娠分娩是一个正常的生理过程,助产士是低危孕产妇的专业护理者,通过助产士给产妇提供连续性专业健康服务,能够提高自然分娩率,降低阴道助产率和剖宫产率,减少孕期并发症及产期住院时间,减少产期药物镇痛与麻醉率,降低会阴侧切率,降低新生儿复苏率,同时也能增加产妇对分娩过程的满意度。ICM 倡导的助产士主导的连续性服务模式主要包括以下要点:①一组助产士照顾一定数量的妇女。②妇女在妊娠期间见过每一位助产士。③助产士与孕妇发展成伙伴关系。④妇女紧密与助产士进行沟通、交流。⑤保证妇女在分娩期至少有一位助产士可以全程陪伴。⑥助产士进行产后随访。助产士主导的连续性服务模式倡导每位产妇至少在活跃期拥有一对一的助产服务。助产士主导模式可使产妇的药物镇痛使用率减少 19%、手术助产率减少 14%、会阴切开术减少 18%,并促进了自然阴道分娩、母乳喂养和产妇的自控感。同时,连续性照护模式使孕产妇产生良好的产时自控感,提高了对整个围产期服务的满意度,也增强了助产士自主意识和工作满意度。但是,目前全球助产士人力资源短缺现象是助产士主导的连续性服务模式推广和发展的主要障碍。

因此,我国急需开辟、拓宽中国的助产专业特色领域,借鉴国外先进的助产服务理念和成功的助产服务模式,从助产士教育培训、专业准则、职业操守的规范建立、循证助产科研实践等多角度出发,探索适合我国国情的高级助产服务新模式,以期将我国的产科服务发展成为"以助产士主导正常妊娠分娩、产科医生主导病理产科"为特色的服务系统。

第二节
助产实践中的伦理学

伦理是人们处理相互关系时应该遵循的行为准则，要求人应该具备仁爱慈善、善良助人、勤奋进取、真诚奉献等道德情感、意志及信念。助产士由于其服务对象的特殊性，患者都是女性，而且涉及生育、婚姻、家庭、社会，这就使得其伦理问题更为突出。因此，助产士必须加强职业道德的修养，以良好的形象和品格去为产妇进行助产服务。

一、基本概念

伦理（ethic）是一种有关"辨别对与错的行为素养"。伦理学，亦称道德哲学，是一门以道德为研究对象的学问，是研究道德形成、道德本质及其发展规律的学科，是对道德现象进行哲学考察和系统研究的理论体系。旨在研究人类行为的是非，试图经由理性的探究，发现可以普遍适用的原理或规则，以作为伦理判断的指针，并使人类行为有所规范。伦理学研究的是"为人之道"或"为人之学"，目标在于指导人们如何做人，如何做一个道德高尚的人。在西方文化中，伦理学被称为道德哲学或道德科学，专门研究职业道德的伦理学称之为职业伦理学。

二、助产伦理及其准则

助产伦理学则是运用一般伦理学原理，研究和指导助产领域的道德现象、道德关系、道德问题和道德建设的学说和理论。助产伦理是用于制约助产行为的一系列道德原则。发展助产伦理，能使助产人员在伦理层面建立起对工作的敏感度，认清其本人的道德立场及偏见，使其在面临伦理困境时，能够有原则可循，做出恰当的伦理决策，减少患者的痛苦，提高助产服务品质。

（一）助产士的伦理责任

1. 平等对待

不论年龄、语言、教育、社会背景和国籍，均应一视同仁，尊重服务对象的生命，提供以家庭为中心，符合个体需求，达到专业标准的照顾。

2. 积极充实专业知识和技能

致力于提升专业标准，发展围生护理服务、管理、研究及教育。

3. 加入专业团体

积极参加对专业发展有贡献的活动。

4. 提高教学能力

重视自我的发展，在实施围生护理服务过程中不断提高自身的教学能力。

5. 维护自身良好的心理调适

通过良好的心理调适不断提升个人专业水平和执业能力。

6. 建立良好的团队合作关系

以专业的知识和经验，共同推动专业的发展。

7. 维护自身形象

助产士应自觉维护自身形象，拒绝服务对象各种形式的馈赠。

（二）助产士的道德要求

1. 具有奉献精神

产科服务的特点：第一，工作量大，床位周转快，助产士常常需要同时照顾母亲和新生儿。第二，工作时间的不确定，因为自然临产的时间不受控制，而且夜间临产的几率更大。对于承担服务的助产士来说往往就更没有日夜之分，随时随地要准备投入工作。第三，产妇分娩时羊水、大便及产后恶露的观察都是助产士需要时时面对的。因此，助产士必须具备坚韧、乐观、全心全意的奉献精神。

2. 准确的判断和敏捷的行动

产科危重患者的病情进展快，往往在很短时间内情况可以急转而下，突然危及母儿生命。产科工作又有不可预见性，在妊娠和分娩过程中随时可出现各种意外，如胎心减速、脐带脱垂、胎盘早剥、羊水栓塞、产后出血等。这就需求助产士有良好的判断力和熟练的解决问题、处理突发事件的能力。

3. 情感纯真、具有同理心

在产科医疗护理服务中，时常会涉及患者生理和心理的隐私。患者时常会拒绝检查，害怕当众述说自己的病情，有些情况甚至连亲人也不愿意告诉。助产士要理解患者的感受，关心体贴患者的痛苦，举止端庄、温柔，遵守操作规程，保护妇女的身心健康。

（三）助产伦理准则

《国际助产伦理准则》从助产人际关系、助产士实践准则、助产士职责及继续教育等方面概述了助产人员应遵守的伦理准则。

1. 尊重

（1）个体差异：尊重个体的个别性、自主性、人性尊严，接纳其宗教信仰、风俗习惯和个体价值观及文化差异。

（2）隐私：维护服务对象的隐私，并给予心理支持。

（3）告知：提供照顾的同时应尽告知责任，经同意后方可执行，紧急情况除外。

（4）家属：对服务对象及家属应采取开放、协调、尊重的态度，鼓励其参与照顾活动。

（5）咨询：具有同理心，提供符合服务对象需要的健康咨询。

2. 安全

（1）操作：正确执行产科相关技能，维护服务对象的安全及权益。

（2）信息：在执业中不得泄露服务对象的医疗信息。

3. 公平

（1）经济地位和个人好恶：公平对待所有服务对象，不因其社会经济地位或个人好恶而有不一致的服务。

（2）国籍和文化：对不同国籍或文化背景的服务对象的疑虑，应一视同仁给予充分说明和协助，维护其权益。

4. 助产士的社会责任

（1）公益活动：积极参加社会公益活动，普及健康教育知识。

（2）商品代言：不以执业身份替任何商品代言。

三、生育生殖的伦理道德

（一）产前诊断中的伦理问题

1. 平等分配遗传服务

包括产前诊断，最有医学需要者应首先拥有遗传服务，而不考虑其支付能力或其他任何问题。

2. 产前诊断的适用

对于有医学指证的孕妇应该给予提供，而不考虑夫妇对流产的观点。

3. 仅提供胎儿健康的信息

产前诊断只是用来提供给家属和医生有关胎儿健康的信息。除了强奸或乱伦，或为了排除性连锁性疾病的性别选择等，产前诊断不接受用于亲子鉴定。

4. 自愿进行

准父母应自己决定是否同意进行一个特殊的遗传异常的产前诊断或终止一个受影响的胎儿妊娠。

5. 公平优先原则

有医学指征者应比仅仅为减轻妊娠焦虑而无医学指征者有优先权利。

6. 遗传咨询

遗传咨询应先于产前诊断。

7. 结果公开

对孕妇或夫妇双方应公开所有的临床相关发现。

8. 尊重和保护

孕妇或夫妇对受影响妊娠的选择应受到尊重和保护,在国家法律和文化允许的范围内自主选择。

(二)辅助生殖中的伦理问题

生殖工程技术是指用现代医学科学技术和方法来代替人类自然生殖的某一步骤或全部步骤,使人类自身生产按照人的意愿进行的人工生殖技术。运用该种技术来取代人类的生殖,将会产生一系列的严重的社会、伦理、法律问题,因此在临床工作中,我们必须遵循以下的道德原则

1. 严格掌握适应证

医护人员必须严格筛查,以严肃的科学态度,在法律法规的范围内进行,不滥用生殖工程技术。对于那些企图养男弃女,多胎生育者,应拒绝其要求。为了确保优生,对供体和受体需进行严格的选择,相应的进行体检,不能单凭肉眼评判身体是否健康。

2. 尊重患者的意愿

对于供精(卵)者,必须完全知情同意并且自愿签署知情同意书。对于受精(卵)者,必须尊重夫妻双方的意愿,由他们共同提出申请,并自愿选择采取何种生殖工程技术,告知其可能存在多胎妊娠、增加孕妇患病率和死亡率、增加新生儿患病率和死亡率等风险,并且签署知情同意书。

3. 保密原则

由于人们的传统观念及对辅助生殖技术的认识差别不一,医护人员需要维护患者的正当权益和行为。对于供体、受体双方都需要保持"双盲"。医护人员在进行人工操作时,为防止泄密,也必须进行保密,只用代号代替。

4. 伦理监督的原则

建立生殖医学伦理委员会,委员会对于开展辅助生殖技术进行指导和监督,对于新伦理观加强宣传,禁止买卖精子、卵子等商业化行为。

（三）出生缺陷儿的伦理问题

虽然通过产前检查、遗传检验、围生期保健等优生措施，但是不可避免地会出现一定数量有出生缺陷的新生儿，对于这些缺陷新生儿的护理，需要我们从医学、伦理、情感等多方面综合处理这一问题。

1. 生命尊严原则

无论何种缺陷，何种程度，都应该尊重他们出生以后作为"人"的权利。一些轻度缺陷患儿，在医学领域中可以于后天进行矫正和治疗，应同等对待。对于出生缺陷严重的患儿，在医学上和情感上我们可以为其减轻痛苦，使其安乐舒适。

2. 社会公益原则

与患儿及家属进行沟通，了解其经济能力及患儿的预后情况，从医学及护理的角度尽可能地提供医护服务。

3. 公正原则

无论有无出生缺陷的患儿，我们都应该公正、公平地对待每一个生命。

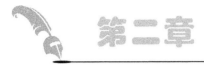

第二章

妊娠期妇女管理

第一节
产前检查与孕期保健

产前检查与孕期保健包括从怀孕到分娩前的整个时期，对孕妇进行定期产前检查、指导孕期营养和用药、监测胎儿宫内健康状况，及早发现并治疗妊娠合并症和并发症，保证孕妇和胎儿的健康与安全，降低孕产妇和新生儿死亡率。

产前检查与孕期保健统归为产前保健（prenatal care）的范畴，其定义为：从怀孕开始到分娩前的整个时期，对孕妇及胎儿进行健康检查及对孕妇进行心理上的指导，包括早孕诊断、首次产前检查和随后的复诊及胎儿出生缺陷的筛查与诊断。

一、孕产期首次检查和复诊检查

（一）产前检查的时间

产前检查的时间，应从确诊早孕开始。早孕确诊后，一般情况下首次检查时间应在8～14周为宜；妊娠16～32周为每4周检查一次；妊娠33～36周为两周检查一次；妊娠37周以后每周检查一次；有异常情况随时检查；整个孕期产前检查9～11次。高危孕妇应酌情增加产前检查的次数。对有遗传病家族史的孕妇，应到遗传咨询门诊就诊。

（二）首次产前检查

应详细询问病史，进行系统的全身检查、产科检查及必要的辅助检查。

1. 病史

（1）年龄：年龄过小（<18岁）容易发生产道损伤及难产；年龄过大（≥35岁）容易并发妊娠期高血压疾病、产力异常、胎儿发育异常等。

（2）职业：重体力劳动者考虑能量消耗过高会影响胎儿发育；长期接触放射线、有毒有害物质等易导致胎儿发育异常；孕期久坐缺乏活动者分娩时易发生产力异常。

（3）推算预产期（expected date of confinement，EDC）：预产期是分娩的大概时间，并不代表分娩的具体日期。实际分娩日期与推算的预产期可能相差1～2周。推算预产期按末次月经（last menstrual period，LMP）第 1 天算起，月份减 3 或加 9，日期加 7。由于各种原因导致末次月经不清楚时，可根据早孕反应开始出现时间、胎动开始时间、手测子宫底高度、尺测子宫长度、B 型超声显像测得胎头双顶径、股骨长等值，推算出预产期。据调查发现，在预产期当日分娩者仅占 4%，在预产期之前分娩者占 55% ~ 70%，在预产期之后分娩者占 27% ~ 37%。

（4）月经史和生育史：了解月经周期情况，有无痛经、周期时间长短。月经周期延长的预产期需相应推迟，月经周期提前的预产期会相应提前。经产妇应了解有无流产史及流产的原因；难产史；死胎死产史；前次分娩方式、产程时间、有无合并症和并发症等高危因素，以及新生儿出生情况，包括新生儿体重、Apgar 评分等。

（5）既往史和手术史：了解妊娠前有无高血压、心脏病、糖尿病、血液病、肝肾疾病、结核病、佝偻病等合并症，以及是否接受治疗和治疗效果；有无放射线、有毒物质接触史；宠物养育史；有无手术史及手术原因和手术类型等。

（6）本次妊娠过程：孕期有无疾病发生及疾病种类和用药情况；了解妊娠早期有无病毒感染、发热、阴道流血等情况；妊娠中期胎动出现的时间；妊娠晚期有无阴道流水流血、头痛、眼花、心悸、气短、下肢水肿等症状；孕期有无吸毒、吸烟、酗酒、有毒物质接触等。

（7）家族史：家族中有无高血压、糖尿病、甲亢、双胎妊娠及其他遗传性疾病等。对家族有遗传性疾病者，可以在妊娠早期行绒毛活检，或在妊娠中期作羊水染色体核型分析，以降低出生缺陷，减少遗传病儿的出生率。

（8）丈夫健康情况：询问丈夫年龄；职业；血型；有无性病、肝炎、结核病等传染病和遗传病。

2. 全身检查

（1）身体与形态：观察孕妇发育、营养及精神状态；有无贫血及营养不良；注意步态及身高，身材矮小（< 145 cm）常伴有骨盆狭窄；注意脊柱及下肢有无畸形；注意有无水肿，妊娠早期水肿比较少见，妊娠晚期仅踝部或小腿部位水肿，经休息后能消退，属于正常；若休息后水肿不能消退，而且水肿部位上升、波及全身，应考虑有贫血或妊娠高血压疾病的可能；注意心肺有无异常，必要时妊娠 20 周后做心动超声检查。

（2）乳房：检查乳房发育情况、乳头大小及有无乳头凹陷，有乳头凹陷者及时纠正，为产后哺乳提前做准备。受增多的雌、孕激素影响，孕期乳房增大、轻度胀痛，乳房和乳头出现胀痛、刺痛和触痛，初产妇尤为明显。哺乳妇女妊娠后乳汁明显减少。

（3）体重：孕妇体重增长与胎儿体重相关。单胎孕妇整个孕期体重增加 12.5 kg 为适宜；一段时间内，孕妇体重增长不多或没有增长，除考虑孕妇营养摄入不足外，应考虑胎儿宫内生长受限的可能；妊娠晚期每周增加不应超过 500 g，超过者应考虑有水肿或隐性水肿的可能。

（4）血压：孕妇正常血压不超过 140/90 mmHg。当血压超过 140/90 mmHg 或与基础血压（早孕检查时测得的血压）相比超过 30/15 mmHg 时，应视为病理状态，考虑有妊娠高血压疾病的可能。

3. 产科检查

产科检查包括骨盆测量、阴道检查和肛门检查。

（1）骨盆测量：骨盆大小及其形状对分娩有直接影响，是决定胎儿能否顺利经阴道分娩的重要因素。产前检查时必须作骨盆测量。骨盆测量分外测量和内测量两种。

1）骨盆外测量（external pelvic measurement）：产前检查应常规行骨盆外测量，能间接判断骨盆大小及其形状，操作简便，用骨盆测量器测量以下径线。①髂棘间径（interspinal diameter，IS）。孕妇取伸腿仰卧位。测量两髂前上棘外缘的距离，正常值为 23～26 cm。②髂嵴间径（intercristal diameter，IC）。孕妇取伸腿仰卧位。测量两髂嵴外缘最宽的距离，正常值为 25～28 cm。③骶耻外径（external conjugate，EC）。孕妇取左侧卧位，右腿伸直，左腿屈曲，测量第 5 腰椎棘突下至耻骨联合上缘中点的距离，正常值为 18～20 cm。第 5 腰椎棘突下相当于米氏菱形窝（Michaelis rhomboid）的上角。此径线间接推测骨盆入口前后径长度，是骨盆外测量中最重要的径线。骶耻外径与骨质厚薄有关，骶耻外径值减去 1/2 尺桡周径（围绕右侧尺骨茎突测得的前臂下端周径）值，即相当于骨盆入口前后径值。④坐骨结节间径（intertuberal diameter，IT）或称出口横径（transverse outlet，TO）。孕妇取仰卧位，两腿向腹部弯曲，双手抱膝。测量两坐骨结节内侧缘的距离，正常值为 8.5～9.5 cm。此径线直接测出骨盆出口的横径长度。若此径值＜8 cm，应加测出口后矢状径。⑤出口后矢状径（posterior sagittal diameter of outlet）。为坐骨结节间径中点至骶骨尖端的长度。检查者戴手套的右手示指伸入孕妇肛门向骶骨方向，拇指置于孕妇体外骶尾部，两指共同找到骶骨尖端，用骨盆出口测量器一端放在坐骨结节间径中点，另一端放在骶骨尖端处，即可测量出口后矢状径，正常值为 8～9 cm。出口后矢状径与坐骨结节间径值之和＞15 cm，表示骨盆出口无明显狭窄。⑥耻骨弓角度（angle of pubic arch）。两手拇指指尖斜着对拢放置在耻骨联合下缘，左右两拇指平放在耻骨降支上，测量所得的两拇指间角度为耻骨弓角度，正常值为 90°，小于 80° 为不正常。此角度反映骨盆出口横径的宽度。

2）骨盆内测量（internal pelvimetry）：若骨盆外测量狭窄时，可进行骨盆内测量，准确了解骨盆情况。妊娠 24～36 周阴道松软时测量为宜。过早测量阴道较紧，近预产期测量容易引起感染。测量时孕妇取仰卧截石位，外阴部严格消毒，检查者戴手套，适当涂润滑剂，操作要轻柔。主要测量的径线有以下几种：①对角径（diagonal conjugate，DC）。为骶岬上缘中点到耻骨联合下缘的距离，正常值为 12.5～13 cm，此值减去

1.5~2 cm 为骨盆入口前后径的长度，称为真结合径（true conjugate），正常值为 11 cm。检查者将一手食、中指伸入阴道，用中指指尖触到骶岬上缘中点，示指上缘紧贴耻骨联合下缘，另一手示指标记此接触点，抽出阴道内的手指，测量其中指尖到此接触点的距离，即为对角径。测量时若中指指尖触不到骶岬上缘，表示对角径值 > 12.5 cm。但骨盆入口最短前后径并不是对角径和真结合径，而是产科结合径（obstetrical conjugate），此值无法用手指直接测出，可通过对角径减去 2.5 cm 左右间接得出，正常值为 10 cm，该数值取决于耻骨联合高度和倾斜度。②坐骨棘间径（biischial diameter）。测量两侧坐骨棘之间的距离，正常值为 10 cm。方法为一手食、中指放入阴道内，触及两侧坐骨棘，估计之间的距离。也可用中骨盆测量器，所得数值较精确。坐骨棘间径是中骨盆最短的径线，此径线过小会影响分娩过程中胎头的下降。③坐骨切迹（incisura ischiadica）宽度。代表中骨盆后矢状径，其宽度为坐骨棘与骶骨下部间的距离，即骶棘韧带宽度。将阴道内的示指置于韧带上移动，能容纳 3 横指（5.5~6 cm）为正常，否则为中骨盆狭窄。④骶骨弧度。正常骶骨前面弧度为中等弧度。

（2）阴道检查：妊娠早期初诊时可做盆腔双合诊检查，可确定胎儿大小是否与孕周相符，还可以及早发现阴道纵隔、子宫颈肌瘤、宫颈赘生物、卵巢肿瘤、性传播疾病等。妊娠 24 周左右首次产前检查时需测量对角径。妊娠最后一个月内应避免阴道检查，以减少感染机会。

（3）肛门检查：可以了解骶骨弯曲度、坐骨棘间径、坐骨切迹宽度及骶尾关节活动度，并测量出口后矢状径，大致判断骨盆情况。

4. 辅助检查

（1）实验室检查：血常规；尿常规；血型（ABO 和 Rh）；肝功能；肾功能；空腹血糖；宫颈细胞学检查；阴道分泌物；输血四项：乙肝表面抗原、梅毒螺旋体、HIV、丙肝；病毒系列检测：弓形体（toxoplasma gondii）、风疹病毒（rubella virus）、巨细胞病毒（cytomegalo virus）、单纯疱疹病毒（herpes simplex virus）等。

（2）超声检查。

1）B 型超声检查（简称 B 超检查）：B 超是妊娠中最为重要的检查项目。妊娠早期做 B 超检查的目标是为了了解胚胎发育是否正常；排除异常妊娠（葡萄胎、胚胎发育停止及宫外孕等）；尽可能早的排除部分严重的胎儿畸形（无脑儿、单心腔等）。通过 B 超可以确定是否宫内妊娠和孕周、胎儿是否存活、胎儿颈项透明层（NT）、胎儿数目或双胎绒毛膜性状、子宫附件情况等。停经 5 周时，宫腔内见到圆形或椭圆形妊娠囊（gestational sac，GS）。停经 6 周时，妊娠囊内见到胚芽和原始心管搏动，阴道超声较腹部超声可提前 1 周诊断早孕。停经 13 周时，采用测量胎儿头臀法测量胎儿头臀长（crown rump length，CRL）能较准确地估计孕周。妊娠 9~14 周测量胎儿 NT 厚度。

2）多普勒胎心听诊仪：妊娠 12 周，用多普勒胎心听诊仪在耻骨联合上方正中，能够听到有节律、单一高调的胎心音，频率为 150～160 次/分。

（3）特殊检查：出现妊娠合并症，进行相关的血液化学测定、电解质测定以及胸部 X 线透视、心电图等项目标检查；对高龄孕妇、有死胎死产史、胎儿畸形史和患遗传性疾病的孕妇，应做唐氏筛查、血甲胎蛋白（alpha fetoprotein，AFP）检测、羊水细胞培养进行染色体核型分析等。

5. 孕期保健指导

（1）建立保健手册：应尽早确诊妊娠，第一次孕期检查时建立孕期保健手册，认真对待产前检查及孕期指导。

（2）休息：妊娠早期是胚胎、胎儿分化发育阶段，易受外界因素及孕妇身体状况的影响，应适当增加休息时间，保证充足睡眠，卧床时应尽量采取左侧卧位，以保证胎儿的血液供应。避免过度劳累，防止流产的发生。

（3）情绪：避免精神刺激，保持心情舒畅，解除精神压力，有不良的情绪反应及时咨询医生，及时得到解决，保持心情愉悦，预防孕期及产后心理问题的发生。孕妇良好的情绪反应有利于胎儿的健康发育。

（4）穿着：孕妇新陈代谢快，衣服以宽松、穿脱方便、质地柔软、易吸汗的棉质类为宜；避免穿高跟鞋；袜子可穿绷紧的长袜，减少下肢静脉曲张。

（5）职业：对于孕期所从事职业的疑问，要及时咨询医生，以免由于工作环境因素对胎儿的生长发育造成伤害。孕期应避免重体力劳动；高噪音环境的工作；接触有胚胎毒性或致畸危险的化学物质、放射线的工作；剧烈振动或冲击可能波及孕妇腹部的工作；高度紧张且中途无法休息的流水线工作；长时间站立或高温、寒冷下的工作；尽量避免一人单独工作；避免值夜班或加班，妊娠 28 周后禁止值夜班。

（6）高危筛查：确定基础血压、体重。进行高危妊娠初筛，了解有无不良孕产史、家族成员有无遗传病史；高危孕妇严格执行转诊制度；不宜继续妊娠者应告知并及时终止妊娠。

（7）性生活：孕早期应节制或避免，防止流产的发生；妊娠最后 6 周应避免性生活，以防胎膜早破。

（8）安全防护：避免接触有毒有害物质；避免病毒感染；患病时要注意在医生指导下用药，不要滥服药物；慎用疫苗；戒除不良嗜好。

（9）家庭支持：向孕妇及其丈夫讲解有关妊娠、分娩及产前定期检查的各种常识。同时也要避免过分的关注和照顾，要让孕妇认识到，妊娠分娩是正常生理现象，孕妇应当像正常健康人群一样，保持健康的生活方式。

6. 关注心理问题

妊娠不仅会引起孕妇身体各系统的生理变化，孕妇的心理也会随着妊娠而有不同的变化，应对孕妇进行心理社会评估，主要包括以下内容。

（1）孕妇对此次妊娠的认识：孕妇对妊娠的态度及接受程度；孕妇在家族中的角色；孕妇的家人尤其丈夫对此次妊娠的态度等。

（2）对孕妇情绪的评估：孕妇有无哭泣、烦躁、易发怒、无法控制的不良情绪反应；对即将为人母和分娩有无恐惧和焦虑心理。

（3）对家庭经济状况及生活环境的评估：家庭经济状况能否维持医疗、护理费用的支出；日常生活水平状况。

（4）对知识水平、能力的评估：孕妇寻求健康指导的态度、动力及能力；孕妇及家庭成员目前所得到的实际健康知识情况。

（三）复诊检查

复诊是为了了解前次产前检查后孕妇有何不适症状，以便及时发现异常情况，确定孕妇和胎儿的健康情况，同时预约下次检查的时间及此次检查后的注意事项。

1. 病史

询问孕妇前次检查后有无异常情况出现，如头晕、眼花、水肿、阴道出血、阴道分泌物、胎动变化、饮食、睡眠等，经检查后给予相应的处理。

2. 全身检查

测量血压、称体重；检查有无水肿及其他异常；根据情况复查血常规、尿常规及肝功能的检查。

3. 产科检查

主要是腹部检查，包括视诊、触诊、听诊。孕妇排尿后，仰卧在检查床上，头部稍垫高，双腿屈曲分开，暴露出腹部，使腹肌放松。检查者应站在孕妇的右侧。

（1）视诊：注意腹部形状和大小。腹部过大、宫底过高者，可能为多胎妊娠、巨大胎儿、羊水过多等；腹部过小、宫底过低者，可能为胎儿生长受限、孕周推算错误等；腹部两侧向外膨出伴子宫底位置较低者，胎儿可能是横位；尖腹（多见于初产妇）或悬垂腹（多见于经产妇），应想到可能伴有骨盆狭窄；妊娠晚期腹部有妊娠纹，初产妇为浅紫红色，经产妇为白色。

（2）触诊：用手测量子宫底高度或者用尺子测量耻骨联合上子宫的长度，可以估计胎儿大小及孕周。正常情况下，子宫长度在妊娠 36 周时最高，至妊娠足月时略有下降。妊娠 20～24 周时增长速度较快，平均每周增长 1.6 cm，至 36～40 周增长速度减慢，每周平均增长 0.25 cm。先用软尺测子宫长度及腹围值，子宫长度是指从宫底到耻骨联合上端的距离，腹围值是指绕脐一周的数值。

进行四步触诊法（four maneuvers of Leopold）检查子宫大小、胎产式、胎先露、胎方位及胎先露是否衔接。前三步手法，检查者站在孕妇右侧，面向孕妇；第四步手法，检查者站在孕妇右侧，面向孕妇足端。

第一步手法：检查者两手置于孕妇子宫底部，手测宫底高度，根据其高度估计胎儿大小与妊娠周期是否相符。然后以两手指腹相对交替轻推，判断子宫底部的胎儿部分是胎头还是胎臀，若为胎头则硬而圆且有浮球感，若为胎臀则柔软而宽且形态不规则。如在子宫底部未触到胎头及胎臀部分，则可能为横位。

第二步手法：检查者两手掌分别置于孕妇腹部左右侧，一手手指固定，另一手手指轻深按，两手交替进行检查。触到平坦且饱满的部分为胎背，触摸到胎背后要确定胎背的方向，向前、向侧方或向后，触到可变形的高低不平部分为胎儿肢体，有时检查期间能感到胎儿肢体在活动。

第三步手法：检查者右手拇指与其他四指分开，置于耻骨联合上方握住胎先露部，进一步确定是胎头或胎臀；左右推动确定是否衔接。若胎先露部仍可以左右移动，表示尚未衔接入盆；若不能被推动，则表示已衔接。

第四步手法：检查者左右手分别置于胎先露部的两侧，沿骨盆入口向下深按，进一步核实胎先露部是胎头还是胎臀，并确定胎先露部入盆程度。先露为胎头时，一手能顺利进入骨盆入口，另一手则被胎头隆起部阻挡，该隆起部称胎头隆突。在两手向下深按时如能在耻骨联合上方合拢表示先露部尚未衔接，如不能合拢表示先露部已经衔接入盆。当先露部难以确定时，可做肛诊或 B 超协助诊断。

（3）听诊：于妊娠 12 周用多普勒胎心听诊仪能够探测到胎心音；妊娠 18～20 周用一般听诊器经孕妇腹壁能够听到胎心音。胎心音呈双音，似钟表"滴答"声，速度较快，正常胎心率每分钟 110～160 次。妊娠 24 周前，胎心音多在脐下正中或偏左、偏右听到；妊娠 24 周后，胎心音多在胎背侧听得最清楚。头先露时胎心在脐下，臀先露时胎心在脐上，肩先露时胎心在脐周围听得最清楚。听取胎心音时应与子宫杂音、腹主动脉杂音、脐带杂音相鉴别。子宫杂音（uterine souffle）为血液流过扩大的子宫血管时出现的柔和吹风样低音响；腹主动脉音为单调的咚咚样强音响，这两种杂音均与孕妇脉搏数一致，可以作出鉴别；脐带杂音（umbilical souffle）为脐带血流受阻出现的与胎心率一致的吹风样低音响，改变体位后可消失。若持续存在脐带杂音，应注意有无脐带缠绕的可能。

4. 辅助检查

（1）葡萄糖耐量试验（oral glucose tolerance test，OGTT）：妊娠 24～28 周检测，OGTT 是检查人体血糖调节功能的一种方法。正常人服用一定量的葡萄糖后，血糖浓度暂时性升高（一般不超过 8.9 mmol/L），但在 2 小时内血糖浓度又可恢复至正常空腹水平。在服用一定量的葡萄糖后，间隔一定时间测定血糖和尿糖，观察血液葡萄糖水平及有无尿糖出现，称为耐糖试验。若因内分泌功能失调等因素引起糖代谢失常时，食入一定量的葡萄糖后，血糖浓度可急剧升高，而且短时间内不能恢复到原来的浓度水平，称为糖耐量失常。临床上对症状不明显的患者，可采用口服葡萄糖耐量试验来判断有无糖代谢异常。

（2）无激惹试验（non stress test，NST）：NST 作为判断胎儿宫内健康状况的检查已在临床应用多年，是一种传统、经济、快捷而敏感的产前胎儿监护方法，是以胎动时伴有一过性胎心率加速为基础，判断胎儿宫内储备力的试验。因其简单、安全，是目前筛选胎儿宫内缺氧的首选项目，妊娠 34 周开始每次产前检查必查项目。

（3）B 型超声检查：妊娠中期 B 超检查的目标是排除绝大多数的先天性胎儿畸形（包括胎儿全身各系统、脏器的先天异常）；监测胎儿生长发育（测量胎儿多项生物物理指标），主要测量胎儿双顶径、头围、腹围、股骨等；监测胎儿宫内健康状况（主要测脐动脉血流及羊水量，并观察胎动及胎儿在宫内的姿势、肌张力等）。晚期 B 超检查胎儿宫内发育及健康状况，包括胎盘、脐带、羊水等项目检测。妊娠 18～24 周胎儿系统 B 超筛查；妊娠 28～31 周和 37～40 周分别产科 B 超检查。

5. 孕期保健指导

（1）妊娠中晚期，随着胎儿的生长发育，孕妇的负担逐渐加重，应注意适当的休息，不宜太过劳累。

（2）妊娠中期进行营养、生活方式、自我胎动的监测、妊娠生理知识、早产的认识与预防、妊娠期糖尿病筛查意义等宣教。

（3）妊娠中期进行出生缺陷筛查，对疑有出生缺陷或遗传病及高龄孕妇的胎儿要进一步做产前诊断和产前治疗。

（4）妊娠晚期进行营养及生活方式、孕妇自我监护、分娩及产褥期相关知识、母乳喂养、新生儿筛查及预防接种等宣教。

（5）做好分娩前的心理准备，考虑对母儿合适的分娩方式。指导孕妇做好乳房护理，为产后哺乳做好准备。

（6）适当补充铁剂和钙剂，监测胎儿生长发育的各项指标，预防和及早发现胎儿发育异常，并预防和治疗生殖道感染。

（7）有目标、有计划地为胎儿生长发育实施的一项最佳措施——胎教。通过胎教给胎儿提供优良的刺激，促进胎儿发育，有利于出生后的健康成长。

6. 关注心理问题

（1）妊娠期的心理状态分为 3 个时期：较难耐受期、适应期和过度负荷期。

（2）孕妇最常见心理问题为焦虑或抑郁状态，表现为对妊娠、分娩、胎儿和产后等方面的关心或担心。孕晚期孕妇出现面部臃肿、腰形肥大、下肢肿胀、行动不便、体态不稳等，会导致自我形象紊乱而产生心理郁闷；随着分娩期的临近，会担心能否顺产，特别是初产妇，心理紧张会更严重。

（3）心理卫生保健重点是充分休息，进行心理咨询和心理疏导；要针对具体情况进行有效的指导，开展准妈妈课堂等，建立咨询沟通的渠道，解释分娩的生理过程；帮助孕产妇认识临产分娩的表现，掌握产程中的应对产痛、缓解不适的技巧，帮助孕妇及家人顺利完成妊娠分娩过程。

二、孕期营养与膳食

孕期营养是孕期保健的关键环节。孕妇要适当地增加营养的摄入以满足自身及胎儿的双重需要。总的原则是营养全面、均衡、适量。通过合理的膳食调配，提供满足孕妇及胎儿所必需的热量和各种营养素的平衡膳食。既要避免孕妇营养缺乏或不均衡影响胎儿发育导致胎儿宫内生长受限的发生，也要避免孕妇由于过度营养发生孕期肥胖，导致胎儿巨大。因此，孕妇在孕期一定要合理膳食，要做到"荤素兼备、粗细搭配、少吃多餐、品种多样"。

孕期营养以天然、新鲜、多样化、平衡的健康饮食为原则（balanced diet），多食蔬菜和水果，适当的蛋白质和脂肪，不宜依赖于补品和其他代用品或药物。孕妇进食量以稍感饱腹为准，不宜过量。以体重正常增长并且无不适感觉为宜。孕期不宜减肥，避免饥饿。

1. 孕期营养供应原则

妊娠早期时，胚胎的发育主要是分化发育，孕妇的体重增加不多，所需的营养不多，加上早孕反应，食欲不好，因此主张"想吃什么就吃什么"，以少食多餐、避油腻、易消化为原则。

妊娠中晚期时，胎儿生长发育迅速，对各种营养素的需求增加，此时要注意营养的全面性、均衡性及适量性。大部分营养素可从食物中获取，如果出现了营养素的缺乏，可根据具体情况补充营养素制剂。

（1）蛋白质：为了保证胎儿、胎盘、子宫、乳腺等组织的生长发育，妊娠期需要贮存 900~1000 g 蛋白质，相当于每天 5~6 g。我国推荐的孕妇每天膳食中蛋白质的供给量：妊娠中期需要 80 g，妊娠晚期需要 90 g，分别比孕前增加 15 g 和 20 g。孕妇每天吃 2 个鸡蛋就可补充蛋白质 15 g。蛋白质需通过饮食获得，若在孕期摄取蛋白质不足，会造成胎儿脑细胞分化缓慢，导致脑细胞总数减少，影响智力，同时可使孕妇的贫血、妊娠期高血压疾病的发生率增加。孕期需要补充的优质蛋白质主要来源于动物，如肉类、牛奶、鸡蛋、奶酪、鸡肉和鱼，能提供最佳搭配的氨基酸，尤其是牛奶。

（2）热能：孕期热量总需求增加。蛋白质、脂肪、碳水化合物在人体内氧化后均能产生热能，应有适当比例：其中蛋白质占 15%，脂肪占 20%，碳水化合物占 65%。根据我国饮食习惯，热量主要来源于粮食，占 65%，其余 35% 来自食用油、动物性食品、蔬菜和水果。高能量饮食不但维持孕妇正常生理功能、体力活动，还使孕妇体重增加，胎儿出生体重正常。中国营养学会推荐孕妇在孕 4 个月后平均每天应增加热量837 kJ（200 kcal），每天最高不超过 2300 kcal。

（3）微量元素：除了铁，几乎所有的微量元素均可在平时的食物中得到补充。

1）铁：我国孕妇缺铁性贫血的发生率约为 30%，孕期总铁消耗量约为 1000 mg，孕 6 个月起需铁量增至每天 6 mg。推荐每天铁的需要量为 28 mg，建议孕妇每天铁的摄入量孕中期为 25 mg，孕晚期为 35 mg。动物肝脏、血、瘦肉、蛋黄、豆类、贝类及各种绿叶菜均为含铁较多的食物，一般植物性食物的铁的吸收率较低，动物性食物的铁的吸收率较高。铁在酸性环境下易于吸收，因此，孕妇在补充铁剂时最好用水果汁送服。建议自孕 4 个月开始补充铁剂，可用葡萄糖酸铁或延胡索酸铁 0.3 mg，每天 1 次。服药后大便有可能发暗。如铁的含量不足，易致缺铁性贫血。

2）钙及磷：我国营养学会建议自妊娠 16 周起，每天摄入钙须 1000 g，到孕晚期增加至每天 1500 g。钙摄入不足，将影响胎儿骨骼和牙齿发育，缺钙孕妇会小腿肌肉痉挛，腰腿痛，易并发妊娠期高血压疾病、低出生体重、早产等。牛奶及奶制品中含有较多的钙、磷且容易吸收。其他高蛋白质饮食中也有较丰富的钙及磷能够满足生理需要。不能够喝奶、奶酪或蛋白质摄入缺乏的人群需要补充钙制剂。

3）锌：锌是蛋白质和酶的组成部分，对胎儿生长发育很重要。若孕妇于妊娠后 3个月摄入锌剂量不足，可导致胎儿生长受限、矮小症、流产、性腺发育不良、皮肤疾病等。坚果、干果、新鲜蔬菜、谷类、饮水中都含有锌，血锌水平正常者不必额外补充。孕妇血锌正常值为 7.7 ~ 23.0 gmol/L。

4）碘：孕期碘供给不足容易导致甲状腺肿、胎儿生长发育受限、先天性呆小症等。孕期碘的需要量增加，孕妇摄入碘盐、海产品、奶制品，即可保证碘的摄入。我国营养学会推荐在整个孕期，每天膳食中碘的供给量为 175 μg，提倡在整个孕期服用含碘食盐，不需要额外补充碘。

（4）维生素：维生素参与机体重要的生理过程，是生命活动中不可缺少的物质，主要从食物中获取，分为水溶性维生素和脂溶性维生素两类。

1）维生素 A：我国推荐的孕妇每天膳食中维生素 A 的供给量约 1000 IU，过量摄入维生素 A 易导致中毒和胎儿畸形。发达国家大多数孕妇从动物肝脏、胡萝卜、奶制品、鱼肝油等膳食中获得维生素 A，不需要常规补充维生素 A。我国孕妇往往维生素 A 摄入不足，可通过多吃一些肉类、鸡蛋和新鲜蔬菜来补充维生素 A 的需求，不必额外服用鱼肝油丸。

2）维生素 C：参与牙齿、骨骼、结缔组织的形成。我国推荐的孕妇每天膳食中维生素 C 的供给量约 80 mg，正常平衡膳食可满足需要。建议多吃水果和新鲜蔬菜。

3）维生素 B 族：维生素 B 族存在于谷类的外胚中，精细加工的食品中含量减少。膳食中注意补充全谷食品，如玉米、豆类等。我国孕妇每天维生素 B 族供给充足，不需要额外补充。

4）维生素 D：我国推荐孕妇每天膳食中维生素 D 的供给量为 10 μg。鱼肝油中维生素 D 含量最多，其次为动物肝脏、蛋黄、鱼。若孕妇缺乏维生素 D，可影响胎儿骨骼发育。

5）叶酸：叶酸缺乏可能导致胎儿神经管畸形。动物肝脏、新鲜蔬菜、水果、谷类中含有丰富叶酸。推荐妇女在准备怀孕前三个月和怀孕后三个月，每天补充叶酸，以预防胎儿神经管畸形。对有不良妊娠史者或其他高风险的孕妇，建议每天服用。

（5）碳水化合物：碳水化合物存在于粗粮、谷物和水果蔬菜中，本身不产生热量，难以被消化和吸收，最终以粪便的形式排出体外。可促进排便，减少脂肪、胆固醇类物质的吸收，可以控制体重。

（6）阳光：孕妇要特别注意常晒太阳，每天保证 2～3 小时的阳光照射，尤其在北方的冬季更要注意，阳光照射可以促进体内合成维生素 D，利于钙的吸收。

（7）水：成人每天最低需要饮水量 1200 mL。孕妇的饮水量根据孕期不同水的增加量也不同。妊娠早期增加的饮水量比妊娠中晚期要少，妊娠晚期出现下肢水肿时要适当控制水的摄入量。

2. 孕早期妇女膳食指南

（1）膳食清淡、适口。孕早期常有妊娠反应，饮食以清淡为主。

（2）少食多餐，保持能量供应和水电解质平衡。

（3）保证摄入足量富含碳水化合物的食物。

（4）多摄入富含叶酸的食物或适当补充叶酸。

（5）禁烟、戒酒。

3. 孕中、晚期妇女膳食指南

（1）蛋白质的摄入：适当增加鱼虾、禽、蛋、瘦肉、牛奶等的摄入量。

（2）钙的摄入：孕妇应多喝牛奶，牛奶中含有丰富的钙质；注意多进行户外"晒太阳"，因为"晒太阳"能使人体内维生素 D 增多，能更有效地促进钙成分的吸收。

（3）碘的摄入：不建议补充碘剂，提倡孕期服用含碘食盐。

（4）铁的摄入：常吃含铁丰富的食物。如果铁缺乏，会增加早产儿和足月小样儿的发生率。动物性食物中铁的吸收比植物性食物中铁的吸收高。动物蛋白（肝脏、肉、蛋等）富含铁。维生素 C 有利于铁的吸收，应多食含维生素 C 的水果和蔬菜，帮助铁的吸收。食物摄入不足或有贫血的孕妇，需服用硫酸亚铁制剂。

（5）运动：保持适量的身体活动，维持体重的适宜增长。

（6）禁忌：禁烟戒酒，少吃刺激性食物。

4. 孕期全程监测体重

怀孕后体重的增长是有规律的，正常体重增长每周不宜大于 0.5 kg，整个孕期体重增长在 10.3 ~ 12.5 kg 左右，且血糖水平在正常范围内为宜。如果体重超重或血糖水平增高，应在医生或专科护理人员指导下控制饮食和加强运动。帮助孕妇掌握控制体重增长的方法，避免体重过轻或过重带来的危害。制定孕妇的合理体重增长目标。

（1）孕期体重的增长规律：妊娠 2 ~ 3 个月，由于早孕反应，体重不增反降；妊娠 4 ~ 7 个月，体重快速增长期；妊娠 7 ~ 10 个月，体重最后冲刺。

（2）使用体重指数（body mass index，BMI）孕期体重管理曲线图：根据孕妇的 BMI 值，制定适合孕妇的体重增长目标，按照孕周在 BMI 曲线图上进行全程记录。孕妇的体重指数 = 孕前体重（kg）／身高（m^2）。

5. 中医孕期营养及禁忌

中医对于孕期营养有精辟的论述。《万氏妇人科》中指出，"妇人受胎之后，最宜调饮食，淡滋味，避寒暑，常得清纯和平之气，以养其胎，则胎元固完，生子无疾。今为妇者，喜啖辛酸煎炒肥甘生冷之物，不知禁口，所以脾胃受伤，胎则易堕；寒热交杂，子亦多疾。"历代中医文献中对妇女孕期饮食禁忌的论述，归纳起来主要包括活血类食物、滑利类食物、大辛大热类食物、酒类饮料及其他等五类食物。

（1）活血类食物：能活血通经、下血堕胎，故孕期应慎用。对其中活血化瘀作用较强，体质虚弱的孕妇，则应禁食。属于此类的食物主要有桃仁、山楂、蟹爪等。

（2）滑利类食物：滑利类食物虽能通利下焦，但易克伐孕妇的肾气。肾气损伤，则使胎失所系，进而导致胎动不安，甚或滑胎，故孕期应避免食用或忌食。属于此类的食物主要有薏苡仁、马齿苋、冬葵叶、苋菜、茄子、荸荠等。

（3）大辛大热类食物：在日常生活中，属于大辛大热类食物的多为辛香调料品，如肉桂、干姜、花椒、胡椒、辣椒、芥末、胡荽、大蒜等，以及羊肉等。能助生胎热，令子多疾，并可导致孕妇助阳动火，旺盛血行，损伤胎元，甚则迫使堕胎，故孕期应避免或禁止食用。一些饮食店中可能在汤类中加入了上述食物，孕期最好自己烹饪，避免食入不安全的食物。

（4）酒类饮料：酒性淫热，非唯乱性，亦且乱精。精为酒乱，则湿热其半，真精其半耳。酒味因其辛热，特别是烈性白酒，为纯阳之物，能助火热，消胎气，影响胎儿的生长发育，甚则导致胎儿畸形，故孕期应忌饮酒类饮料。

（5）其他食物：除以上四类饮食物之外，在历代有关中医文献中记载的属于孕期饮食禁忌的食物还有槐花、麦芽、昆布、鳖肉等。

6. 孕期运动指导

适度的孕期运动可以维持肌肉和骨骼的健康水平，预防孕妇体重过分增加，有利于顺利分娩和分娩后的恢复，更好地去适应妊娠心理变化的调整并保持良好的体形。另一方面，母亲过度的运动或运动方式不当，会使耗氧量增加，有可能影响胎儿生长，增加流产率和早产率。因此，孕妇应根据自身情况，制定适合的孕期运动方案，并循序渐进地进行，不宜过度运动，以保障自身和胎儿的安全。

（1）孕期有氧运动的绝对禁忌证：严重的心脏病；限制性肺病；宫颈功能不全；早产史；妊娠中晚期出血史；妊娠 26 周以后前置胎盘；先兆早产；胎膜早破；先兆子痫；妊娠高血压疾病等。

（2）妊娠期终止运动的警告：阴道出血；运动前出现呼吸困难；出现头晕，头痛，胸痛；出现肌无力，腓肠肌疼痛肿胀（需排除血栓性静脉炎）；引发不规律宫缩，胎动减少，胎膜早破等。

（3）运动的强度、时间和频率：对没有合并症的孕妇，建议每天进行 30 分钟的中等强度运动或 1 周运动 2～3 次。开始运动之前，应该对每个孕妇进行全面的潜在风险临床评估。在没有禁忌证的情况下，鼓励孕妇从事有规律的、中等强度的运动。孕中期是开始锻炼的最佳时期。运动频率从每周 3 次增加至每周 4～5 次，从每次至少 15 分钟逐渐增加到 25～30 分钟。在中等强度下，每次运动 25～30 分钟是安全和有效的。

（4）运动类型：运动的安全性取决于其特定的运动方式。以走路、游泳、骑自行车或上肢运动为佳，不提倡跑步等剧烈活动。某些对抗性运动如冰球、足球、篮球、射击、击剑等有可能损伤母亲和胎儿，应予避免。

（5）孕期运动的体位：孕中期后，不宜进行仰卧位运动；孕妇要避免长时间的静坐，孕晚期长时间的半坐卧位会妨碍血液循环，并有可能影响胎头的正常入盆；前倾的体位如趴位动作（跪趴俯卧位）和扶物的前倾站立，是一个有益的自然体位，可有效地解除子宫的重力压迫，并有可能增加胎儿在宫内的活动空间，有利于胎儿保持正常的胎位，是有益的活动。

（6）孕晚期的活动：孕晚期仍然可以坚持活动，适当的活动和锻炼有利于正常分娩。

1）散步是最安全简单的活动方式。建议在公园和人员相对少的安静地区进行，少到超市和人员繁杂的集会场所活动。上下楼梯也是安全的。

2）晚期仍可以进行日常的家务劳动，但要避免负重、弯腰、挤压腹部等引发胎盘早剥、胎膜早破的危险动作，建议慢慢扶物蹲下。拖地板是相对安全的，但要注意腰部要保持直立，不要受损。

3）临产前和临产后，散步仍是安全的。随音乐的慢步跳舞也是有益的活动。

第二节
妊娠期生理问题识别与处理

妊娠、分娩是一个生理过程，也是母亲生理及心理复杂的适应过程，大部分健康孕妇能够很好适应，安全度过这一特殊时期，但也会有相应的生理与心理问题发生。因此，为孕妇及家属提供健康教育机会，学习有关妊娠、分娩的相关知识，帮助孕产妇了解自身发生的变化，更好地适应妊娠期身体发生的一些不适症状，是非常有必要的。

一、妊娠期腹痛

妊娠中期以后可出现不规律无痛性子宫收缩，孕妇可以感知，自觉腹部发紧。这种不规则宫缩称为 Braxton-Hick 宫缩，是一种生理现象。有促进子宫胎盘血液循环的作用，对胎儿的生长发育有利。妊娠 28 周以后，Braxton-Hick 宫缩明显增多，对促进子宫容忍和子宫下段形成有很重要的作用，有助于胎儿的发育，是子宫增大的适应性反应。疼痛是不连续的，无进行性加重，一般程度较轻，类似痛经症状，每天可有几次或几十次，在体位变化如入厕、起床、下楼等动作时会诱发，没有规律性，不伴阴道出血，不需要特殊处理。

（1）孕期适当的活动有助于改善孕妇的不适症状，如散步等。

（2）孕早期出现腹痛加重，伴有阴道出血，应及时就诊，排除流产及异位妊娠的可能。

（3）孕中晚期出现腹痛加重，伴有或不伴有阴道流血、流水等，应及时就诊，排除晚期流产、早产、胎盘早剥、子宫破裂及外科急腹症等。

二、耻骨联合分离症

孕期受孕激素影响的结果，全身的关节韧带拉伸度都增加，为分娩做准备。耻骨联合是连接两侧耻骨的韧带组织，孕晚期拉伸度增加，严重者在起床和翻身时出现疼痛，称为"耻骨联合分离症"。

（1）一般不需要特殊处理，分离严重者可加用外用腹带支持，不影响正常分娩，可能更加有利于分娩。

（2）不是缺钙引起，不需要特殊补钙，产后可自动恢复，如产后活动时疼痛加重，可采用腹带支持。

三、肥胖

孕期在各种内分泌激素的作用下，代谢旺盛，孕妇摄入大量高蛋白、高热量的食物，营养过度和活动过少导致脂肪增加，而脂肪组织中胰岛素受体含量低，糖耐量受损发生率增高。妊娠后胎盘分泌大量拮抗胰岛素的激素和胎盘胰岛素酶，该酶为一种蛋白酶，可使胰岛素降解为氨基酸激肽而失去活性，从而使妊娠期糖尿病的发生率大大增加。妊娠期体内水钠潴留及脂肪组织增多可引起血脂代谢异常，导致血流动力学改变和血液浓缩，从而引发妊娠期高血压疾病。因此，肥胖孕妇妊娠合并糖尿病、妊娠高血压疾病发生率大大高于正常体重者，增加了头盆不称、子宫收缩乏力、产程进展缓慢及肩难产、剖宫产、产后出血、伤口愈合不良等危险性；胎儿窘迫、巨大儿、新生儿低血糖、红细胞增多症、胎便吸入综合征发生率也明显增加。

（1）孕期营养要注意适当性、合理性和科学性。

（2）孕期要做一些力所能及的锻炼和劳动，防止孕期体重的过度增长。

（3）对孕期肥胖及体重增长过度的孕妇要加强管理。

（4）做好产前检查，分娩期密切观察产程进展及胎心音变化情况。

（5）临产后应充分估计到巨大儿的可能性，对经阴道分娩困难者应适时剖宫产终止妊娠。

（6）术后预防感染，并鼓励产妇尽早下床活动，防止术后并发症的发生。

四、下肢肌肉痉挛

下肢肌肉痉挛是孕妇严重缺钙的表现，肌肉痉挛多发生在小腿腓肠肌，于妊娠后期多见，常在夜间发作，俗称"抽筋"。

（1）孕期要注意补钙。孕妇补钙一般可以通过食补和补充钙片；食补通常可以喝牛奶、豆制品、鱼、蛋类、海带、紫菜、虾皮、坚果、芝麻、绿色蔬菜等这些食物补钙，食补不足时可以补充钙片，复方氨基酸螯合钙胶囊1粒，每天2次，口服，补钙的同时要注意多晒太阳以促进钙的吸收；另外，不要喝碳酸类饮料，防止钙流失。

（2）当缺钙导致下肢肌肉痉挛发作时，可以让孕妇平卧，按住孕妇患侧膝盖，协助伸直小腿，同时使足背屈，症状即可缓解。

五、下肢水肿

妊娠期水肿主要是由于增大的子宫压迫下腔静脉，使下腔静脉的血液回流受阻，造成血液和淋巴液循环不畅，代谢不良，导致腿部组织体液淤积，一般多发生在脚踝或膝盖以下处，通常孕妇经休息后水肿减轻或消退，属于正常的生理现象。若下肢水肿明显，休息后不消退，应考虑妊娠期高血压疾病、妊娠合并肾脏疾病、心脏病等情况，应及时就医，查找原因，积极处理。

（1）不要站或蹲、坐太久，坐在沙发或椅子上时，适当抬高下肢（15 cm），还可以转动踝关节和脚部来增加血液循环。

（2）在休息时左侧卧位，可以缓解子宫对下腔静脉的压迫，以缓解妊娠子宫对下腔静脉的压迫。

（3）孕妇的低蛋白状况也会导致孕妇下肢水肿，因此，孕妇要注意摄入足够的蛋白质、维生素，补充铁剂与钙剂。

（4）适当的低盐饮食，通常每天限用食盐 2~4 g，以减轻水钠潴留。

（5）适当散步、腿部按摩对预防水肿也有效。

六、仰卧位低血压综合征

妊娠晚期，孕妇较长时间取仰卧位姿势，由于增大的子宫压迫下腔静脉，使回心血量及心排出量突然减少，出现头晕、恶心、呕吐、胸闷、面色苍白、低血压等症状，此时孕妇改为左侧卧位，血压迅即恢复正常，称为"仰卧位低血压综合征"。

（1）孕妇尽量采取左侧卧位，避免仰卧位低血压综合征的出现。

（2）术前产妇常有此征发生，手术开始应使产妇向左侧倾斜 10°~15°，如果术中发生此征时，则立刻改为左侧卧位，以及时地解决巨大子宫对下腔静脉的压迫，恢复正常的回心血量。

（3）因上肢静脉输液不受下腔静脉压迫的影响，液体可直接经上腔静脉回心而增加回心血量及心排出量；孕妇应尽量采取上肢静脉输液，预防仰卧位低血压综合征的发生。

第三节
妊娠期心理问题识别和护理

妊娠和分娩是一种正常的生理现象，但对孕产妇和家庭也是一个重大的生活事件，带来不同的应激反应。孕产期的情绪变化对孕产妇的健康有着重要的影响，同时也有研究表明，孕产期心理应激将影响子代一生的健康。特别是孕产妇在妊娠期随着体内激素的急剧变化，在生理及心理上产生极大变化。护理人员要处理与平衡孕产妇的各种复杂的心理因素及针对孕产妇的特殊心理变化特点，因人施护，使孕产妇能适应并调整妊娠各期的生理、心理变化，做好孕产妇各期的心理护理工作。

妊娠期是女性心理易感期，从妊娠开始雌、孕激素逐渐升高，为负性心理应激的产生提供了物质基础。孕妇对周围的人和事感知敏锐，反应强烈，情绪不稳定，有时容易激动、焦躁和挑剔。对妊娠又喜又惊，往往既有将做母亲的喜悦，又有担心难产、小儿畸形的忧虑。这种心理在妊娠的前3个月与后3个月较为显著。

由于受到妊娠所带来的生理和心理上的双重影响，紧张、不安、沮丧等已经成为孕妇普遍遇到的情绪困扰，甚至还有不少的孕妇会出现易怒、焦虑、抑郁等情绪问题。胎儿生长发育所需的营养成分，是由母亲血液循环通过胎盘提供，母亲的情绪变化会影响营养的摄取、激素的分泌和血液的化学成分。健康向上、愉快乐观的情绪关系到胎儿健康，也有利于孕产妇顺利度过妊娠、分娩期，因此，必须引起足够的重视。

一、妊娠期心理应激对子代的影响

心理应激是指个体在觉察需求与满足需求的能力不平衡时，倾向于通过整体心理和生理反应表现出来的多因素作用的适应过程。适当的心理应激可以提高个体的警觉水平，提高适应能力，但强烈而持久的心理应激会损伤人们的社会功能、降低机体抵抗力，导致身心障碍或身心疾病。

产前应激对胎儿的影响主要是胎儿产前的环境变化。正常时，人体的某些器官或组织具有环境调节功能，使作用于母体或胎儿的环境因素最佳地适应于胎儿的需要。但在异常状态下，如心理应激刺激或营养不良时，子代会出现短期或长期的生理和行为方面的异常。

妊娠可以导致孕妇体内环境、激素水平及身体形象的变化，孕妇需要学习来重新安排自己的社会角色，改变自己与家庭成员的关系。所有这些都是一种应激，使孕妇产生一系列的心理变化。孕妇若能调整并适应这种变化，则能顺利度过分娩期。孕妇的心理状态受心理接受能力、家庭文化背景和家庭支持系统、经济条件、社会角色等诸多方面的影响。

妊娠期最常见的心理反应有惊讶、震惊、矛盾、接受、自省、情绪波动等。

1. 孕期心理应激对胎儿的影响

有研究表明，心理应激在妊娠早期可导致发生流产的可能性增加，持续至中晚期则发生早产、妊娠期高血压疾病的危险增加。表现为出生体重低、头围小、生理方面的畸形等。

2. 孕期心理应激对婴儿的影响

表现为婴儿心理适应能力差，10岁前出现更多的困难行为，如易激惹、多动、注意力差、不容易抑制困难行为、侵略性行为等。

3. 孕期心理应激对子代远期的影响

精神病学研究表明，心理应激是注意力缺乏失调症、精神分裂症和抑郁症的潜在原因，这是因为母体应激引起的胎儿期内分泌紊乱造成的。

二、妊娠早期的心理问题识别与护理

妊娠早期是指末次月经第1天至妊娠12周末。孕早期是胎儿发育的关键时期，胎儿大部分组织器官在此阶段形成，孕妇在此阶段受到不良心理因素影响，容易导致胎儿出生缺陷。已有文献报道，孕早期存在应激事件，与出生胎儿患心脏畸形、神经管缺陷和唇裂有关。此阶段的孕妇心理反应强烈，感情丰富，情感波动非常大。

1. 常见心理问题

（1）矛盾感与焦虑：此期大多数孕妇没有充分的心理准备，会考虑到也许其他时间妊娠会更好，也许影响工作、学习、家庭经济状况等因素。加上早孕反应恶心、呕吐等带来的身体不适，会担心这些症状对妊娠造成不利影响因而产生焦虑感。特别是有过不良孕产史、服药史、受到过外界不良因素刺激的孕妇，会对本次妊娠产生很大的负担，多处于精神高度紧张，甚至恐惧不安的情绪当中。她们会期盼医务人员在整个围生期间，有针对性地对她们独特的问题保持警觉，提供心理上的安慰和帮助，必要时甚至为她们及其爱人提供心理咨询。

（2）情绪不稳定：受到体内激素水平的变化，孕妇会变得易发怒、哭泣、烦躁、无法控制情绪等，对很小的事情会引起轩然大波，事后又若无其事，情绪起伏很大。追问其原因时，又很难说出其理由，这通常使丈夫和家属感到困扰和不知所措，只好漠视。这种情形会让孕妇觉得家人不支持、不体贴、不爱她，从而严重影响夫妻感情。

（3）角色顾虑：孕妇对怀孕后马上出现的角色转变和生活负担存有担忧，特别是一些事业心比较强的孕妇及心理素质比较脆弱者，角色顾虑更加突出。心理动力学研究显示，孕妇与其母亲的关系会影响到她对妊娠的态度。母女关系良好、家庭快乐、社会关系良好、经济地位稳固比那些没有经济地位或经济能力差的妇女接受妊娠的程度高些，角色转变的快些。

2. 护理措施

（1）耐心倾听：在给予关心安慰、满足生理安全需要的同时，善于倾听观察，倾听孕妇的想法和感受，耐心细致地听孕妇叙述自己的苦闷，表现出同情心，给予安慰和鼓励，并为其保守秘密。

（2）重视健康教育：普及妊娠知识，使孕妇对妊娠出现的一些生理、心理变化有较早的心理准备。加强孕早期的心理健康教育，掌握孕妇的心理学知识，对孕妇出现的问题及时进行指导，减轻孕早期妊娠的心理反应，为孕妇提供咨询的机会。也可以安排交流、讨论，有助于消除烦恼、抵触情绪。

（3）指导孕妇进行自我调节：教会她们一些简单的心理自我调节法，如倾诉法、宣泄法、注意力转移法、音乐放松法。消除人为的恐惧和焦虑等妊娠心理反应。

（4）积极关注：孕早期妇女感情比较脆弱，家庭成员和社会应多给予关爱，理解这种情绪波动是属于孕早期特有的心理反应，帮助解决实际问题，使其从心理上树立信心，消除苦闷心境，顺利度过孕早期。

（5）家庭支持：向孕妇及其丈夫讲解有关妊娠、分娩及产前定期检查的各种常识。同时也要避免过分的关注和照顾，要让孕妇认识到，妊娠分娩是正常生理现象，健康孕妇应当像正常健康人群一样，保持健康的生活方式。

三、妊娠中期的心理问题识别与护理

妊娠中期是指妊娠 13 周始至妊娠 27 周末。心理应激对中晚期妊娠的胎儿也有不良影响。孕 15～20 周时，由于心理应激，体内释放血浆胎盘促肾上腺皮质激素，增高的激素使孕妇发生流产或早产的可能性明显增大。但大多数情况下，此阶段的孕妇经历了角色的转移，从心理上渐渐地接纳了妊娠的事实，加之刚刚告别早孕反应，胃口开始好转，同时又开始感觉到胎动，所以此阶段孕妇情绪相对安定。

1. 常见心理问题

（1）接受现实：此期孕妇早孕的不适反应逐渐消失，逐渐增大的腹部使其接受妊娠的事实，并开始关心腹中的胎儿。

（2）感兴趣及责任感：随着胎动的出现，身体的明显变化，孕妇开始对妊娠、分娩等相关信息感兴趣。同时也感受到自己作为母亲的责任，会学习奉献自己，肯为腹中胎儿的安全做许多限制及避免的行为，以维护胎儿的安全。

（3）其他：有些孕妇会在心理上过分放松，忽略产前检查；有些孕妇对分娩充满恐惧；也有孕妇倍感压力；还有因腹部的逐步隆起开始变得非常依赖或过分在意。随着胎儿的快速生长，特别是胎动的出现，会让孕妇感到怀孕的喜悦。同时，也会产生复杂的心理过程，如担心胎儿的发育情况，面对每一次的孕期检查，会有"过关"的紧张情绪。

2. 护理措施

（1）指导自我监测：加强健康教育的力度，告知孕期可能会出现各种状况，与之一起制定孕期检查计划，指导孕妇做好自我监测，使其安全度过此期。

（2）鼓励孕妇适当运动：比如散步、孕妇体操、游泳等，每天坚持半小时左右。同时可做一些用力平缓的家务，如无异常可正常工作。有助于孕妇保持一个良好平和的心态。

（3）避免不良刺激：家庭成员及社会多关爱与理解孕妇，尽可能为其创造和谐环境，同时尽量避免负性事件的刺激。

（4）产检指导：此时要特别关注孕期检查后的孕产妇，面对一个不确定的检查结果，孕妇及家属可能承受巨大的心理压力，要及时地协助孕妇及家属，寻求可靠的医学信息，并给予合理的解释。

四、妊娠晚期的心理问题识别与护理

妊娠晚期指妊娠 28 周至分娩期前。这期间心理应激可使子宫提前收缩，导致早产。另外，孕期存在焦虑、抑郁、工作压力等刺激，持续到晚期，发生妊娠期高血压疾病的危险性也会增加。进入晚期妊娠后，孕妇倍感疲倦、焦虑和恐慌，担心自己及胎儿的安全。

1. 常见心理问题

（1）焦虑与对分娩的恐惧：进入妊娠晚期后，随着腹部逐渐增大，活动渐渐困难，行动和控制能力差，孕妇易感疲倦，并觉得脆弱容易受到伤害，所以会强烈渴望终止妊娠。同时因临近分娩，对分娩的恐惧及害怕与日俱增。表现为害怕生产时的疼痛；担心自己是否真的能够"完成分娩这件大事"；担心新生儿会出问题；担心会丢失尊严；担心自己的身体在生产过程中受伤；担心在分娩时可能要紧急剖宫产；甚至担心分娩时会死亡。孕妇的紧张与焦虑情绪可使中枢神经系统和内分泌系统发生变化。临床工作发现，妊娠高血压疾病好发于长期处于焦虑、紧张、神经过敏的孕妇，焦虑也可使子宫对交感神经活动增强而诱发宫缩，导致早产。

（2）内省：随着子宫增大，许多妊娠不适的症状日趋明显，加上活动不便，均使孕妇特别专注于自己身体的安全，而且渴望别人的注意与关心；她会忧虑很多事，甚至外出要人陪伴；或减少社交活动，待在家里以确保自己与胎儿的安全。同时她也希望会早一点生产，但又怕生产；常幻想生产时自己和胎儿可能遭受危险而感到焦虑。

（3）其他：孕晚期孕妇出现下肢肿胀、行动不便、面部臃肿、腰形肥大、体态不稳等，影响美观，会出现心理郁闷；随着分娩期的临近，会担心能否顺产，特别是初产妇，心理紧张会更严重。

2. 护理措施

（1）做好认知干预：消除孕妇对分娩的恐惧，向孕妇讲解分娩机制及产程经过，每个产程时间及如何与助产士配合，讲解子宫收缩痛的原理，使其正确认识宫缩痛，对分娩有正确的认识。同时针对每个孕妇顾虑的问题给予耐心解答。这对有效地减轻孕产妇心理压力，消除对分娩的恐惧与焦虑不安大有帮助。

（2）提供心理支持：耐心倾听孕妇的感受，给予更多的关心和安慰，向孕妇讲解过度的压力、焦虑与恐惧会影响孕妇健康及胎儿发育，并教会孕妇简单的减压方法，倾诉、转移注意力、积极的心理暗示等。

（3）建立良好的护患关系：加强与孕妇的沟通，与待产妇温和亲切地交流，与她们建立信任关系。同时对她们再次进行产程及分娩知识的讲解，启发产妇的自我联想，将害怕和恐惧的心理转变成积极配合中，以一种平和的心态迎接新生命的诞生。减少恶性刺激，帮助孕妇更好地适应，顺利完成整个孕期。

（4）开展对具体情况的有效指导：要针对具体情况进行有效的指导，开展准妈妈课堂等，建立咨询沟通的渠道，解释分娩的生理过程，帮助孕产妇认识临产分娩的表现，掌握产程中的应对产痛、缓解不适的技巧，帮助孕妇及家属顺利完成妊娠分娩过程。

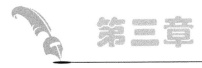

第三章

分娩护理

第一节
分娩前健康指导

妊娠满 28 周及以后，胎儿及附属物由母体娩出的过程称分娩。妊娠满 28 周至不满 37 周间的分娩称早产；妊娠满 37 周至不满 42 周间的分娩称足月产；妊娠满 42 周及以后的分娩称过期产。

一、影响分娩因素的判断

影响分娩的因素包括产力、产道、胎儿及精神心理因素。当这些因素均正常且能相互适应时，分娩则顺利进行；反之，将发生分娩困难。近年来精神心理因素在分娩中的作用越来越受到人们的重视。

（一）产力

将胎儿及其附属物从母体子宫内逼出的力量，称为产力。产力主要包括子宫肌收缩力（主力）及腹肌、膈肌、肛提肌收缩力（辅力）。

1. 子宫收缩力

简称宫缩，是临产后的主要产力，贯穿于分娩全过程。临产后的宫缩能使宫颈管缩短直至消失、宫口扩张、胎先露下降、胎儿和胎盘娩出。正常子宫收缩（简称宫缩）具有以下几个特点。

（1）节律性：宫缩的节律性是临产的重要标志。正常宫缩是宫体肌不随意、有规律、阵发性收缩并伴有疼痛，也称阵痛或阵缩。每次阵缩由弱到强（进行期），达到高峰维持一定时间（极期），随后逐渐减弱（退行期），直至消失进入间歇期，间歇期子宫肌肉松弛疼痛感消失。宫缩如此反复出现，直至分娩结束。

临产开始时，宫缩持续时间约 30 s，间歇期约 5~6 min。随着产程进展，宫缩持续时间逐渐延长，间歇期逐渐缩短，在宫口开全（10 cm）后，宫缩持续时间可达 1 min 或以上，间歇期缩短至 1~2 min。宫缩强度也逐渐增强，宫腔内压力由临产初期 25~

30 mmHg（3.3~4.0 kPa），增至第一产程末 40~60 mmHg（5.3~8.0kPa）。第二产程宫缩极期时可高达 100~150 mmHg（13.3~20.0 kPa），在宫缩间歇期宫腔压力可恢复至 6~12 mmHg（0.8~1.6 kPa）。宫缩时，子宫壁血管和胎盘受压，致胎盘绒毛间隙的血流量减少；宫缩间歇期时，子宫壁血流量恢复，胎盘绒毛间隙血量重新充盈，宫缩的节律性对胎儿血流灌注有利。伴随阵缩产生的疼痛，也随宫缩强度增加而加重。

（2）对称性与极性：正常宫缩从两侧子宫角部同时发起，先向宫底部集中，再向子宫下段以 2 cm/s 速度扩散，约 15 s 内均匀协调地遍及整个子宫，称为子宫收缩的对称性。宫缩在子宫底部最强、最持久，向下逐渐减弱，宫底宫缩强度约是子宫下段的 2 倍，称为宫缩的极性。

（3）缩复作用：宫缩时子宫体肌纤维缩短变宽，间歇期肌纤维松弛，但不能完全恢复到原来的长度，而较原来略短，经过反复宫缩，肌纤维越来越短，此现象称为缩复作用。随着产程进展，缩复作用使宫腔上部容积越来越小，子宫下段被拉长，因而胎先露逐渐下降、宫颈管逐渐消失，宫口扩张。此外，缩复作用使产后子宫大小恢复至非妊娠状态。

2. 腹肌、膈肌

腹肌及膈肌收缩力是第二产程时胎儿娩出的重要辅助力量。宫口开全后，宫缩推动胎先露下降至阴道，前羊膜囊或胎先露部压迫盆底软组织及直肠，反射性引起排便感，产妇主动屏气用力，腹肌、膈肌收缩，使腹压增高，促使胎儿娩出。腹压在第二产程后期配合宫缩时运用最有效。过早使用腹压易造成产妇疲劳和宫颈水肿，导致产程延长。

3. 肛提肌收缩力

当宫口开全后，胎先露部压迫盆底组织，引起肛提肌收缩。它的收缩有助于胎先露部在骨盆腔内旋转；当胎头枕部露于耻骨弓下时，有助于胎头仰伸及娩出；可迫使已剥离的胎盘娩出，减少产后出血。

（二）产道

产道是胎儿娩出的通道，分为骨产道与软产道。

1. 骨产道

骨产道即真骨盆，在分娩过程中变化较小。分娩过程中因产力和重力的作用，各骨之间有轻度的移位，使骨盆腔容积增大。为了便于理解分娩过程胎儿通过骨产道的机制，通常将骨盆分为四个假想平面，每个平面有特殊的形态，其径线也各不相同，它的形状、大小与分娩关系密切。分娩时，胎儿只有顺应于骨盆各平面的形状及大小，才能沿产轴顺利娩出。

（1）入口平面：入口平面即真假骨盆的分界面，为横椭圆形。①入口前后径又称真结合径，指耻骨联合上缘中点至骶骨岬前缘中点的距离，平均长约 11 cm。由于耻骨联合也有一定的厚度，故实际胎儿通过的径线是耻骨联合内面自上缘向下 1 cm 处至骶岬前缘中点的距离，称产科结合径，此径线是胎儿进入骨盆腔最短径线。②入口横径，即两髂耻线间最大距离，平均长约 13 cm。③入口斜径，从左或右骶髂关节至对侧髂耻隆突的径线，分别称为左、右斜径，平均长约 12.75 cm，左右对称，等长。

（2）中骨盆平面：中骨盆平面是最小平面，系由耻骨联合下缘，两侧坐骨棘及第4、5 骶椎之间共同形成的平面。类似纵椭圆形，前后径长于横径。①前后径，自耻骨联合下缘中点通过坐骨棘连线中点至第 4~5 骶椎中点间距离，平均长约 11.5 cm。②横径，即坐骨棘间径，两坐骨棘间的距离平均约 10.5 cm，是胎先露通过中骨盆的重要径线。

（3）出口平面：出口平面是由两个不在同一平面而有共同底边的三角形组成。前三角形的顶为耻骨联合下缘，两侧为耻骨降支；后三角形的顶为尾关节，两侧为骶结节韧带，共同底边为坐骨结节间径。

（4）骨盆轴：骨盆轴为连接骨盆四个假想平面中心的曲线。直立时，其上段向下稍向后，中段向下，下段向下向前。分娩时，胎儿沿此轴娩出，故又称产轴。

（5）骨盆倾斜度：妇女直立时，骨盆入口平面与水平面所形成的角度称为骨盆倾斜度。正常值为 60°，若倾斜度过大，则不利于胎头的衔接与下降。

（6）女性骨盆的特点：男性骨盆与女性骨盆有显著的差异。女性骨盆宽而短，盆壁骨质薄，倾斜度大，入口较宽大，似横椭圆形，骶骨宽短且呈浅弧状，骶岬前突不甚，坐骨棘平伏，坐骨切迹较宽，坐骨结节间距宽，耻骨弓角度较大。因此，有利于分娩。

2. 软产道

软产道是由子宫下段、子宫颈、阴道、骨盆底软组织所构成的一弯曲通道。

（1）子宫下段的形成：由非妊娠时长约 1 cm 的子宫峡部伸展形成。妊娠 12 周以后子宫峡部逐渐扩张成为宫腔的一部分，妊娠末期逐渐被拉长形成子宫下段。此时子宫下段仍保持很大的张力，维持子宫腔的闭锁状态，使妊娠得以继续。临产后规律宫缩使子宫下段进一步拉长达 7~10 cm，肌壁变薄成为软产道的一部分。由于子宫肌纤维的缩复作用，子宫上段肌壁越来越厚，下段肌壁被牵拉越来越薄，在子宫上下段间的宫腔内面形成一明显环状隆起，称生理性缩复环（physiologic retraction ring）。正常情况下，此环不易在腹部见到。

（2）子宫颈的变化

1）宫颈管消失：临产前宫颈管长 2~3 cm，初产妇较经产妇稍长。临产后的规律宫缩牵拉宫颈内口的子宫肌纤维和周围韧带，加之宫内压升高、胎先露部支撑前羊膜囊呈楔状，致使宫颈内口向上向外扩张，使宫颈管形成漏斗状，此时宫颈外口变化不大，随后宫颈管逐渐变短直至消失。初产妇多是宫颈管先缩短消失，而后宫口后扩张；经产妇多是宫颈管消失与宫口扩张同时进行。故经产妇产程较初产妇短。

2）宫口扩张：临产前，初产妇的宫颈外口仅容一指尖，经产妇能容一指。临产后，子宫收缩及缩复向上牵拉迫使宫口扩张。由于子宫下段的蜕膜发育不良，胎膜容易与该处蜕膜分离而向宫颈管突出，形成前羊膜囊，协助扩张宫口。胎膜多在宫口近开全时自然破裂，破膜后，胎先露部直接压迫宫颈，扩张宫口的作用更显著。产程不断进展，当宫口开全（10 cm）时，足月胎儿头方能通过。

3. 阴道、盆底与会阴的变化

临产后，胎先露部下降直接压迫并扩张阴道及骨盆底，使软产道扩张形成一个向前弯的长筒，阴道外口向前上方，阴道黏膜皱襞展平使腔道加宽。初产妇的阴道较紧，扩张缓慢；而经产妇的阴道较松，扩张较快。同时肛提肌向下及两侧扩展，肌纤维拉长，使5 cm厚的会阴变为2~4 mm，以利胎儿通过。分娩时，会阴虽能承受一定压力，但如果保护不当，也容易造成会阴撕裂。

（三）胎儿

胎儿能否顺利娩出，除了产力、产道因素外，还取决于胎儿的大小、胎位及有无畸形等。

1. 胎儿大小

胎儿大小是决定分娩难易的重要因素之一。足月胎头是胎儿最大、可塑性最小的部分，也是最难通过骨盆的部分。胎儿发育过大致胎头径线较大时，即使骨盆大小正常，因颅骨较硬，胎头不易变形，也可引起相对性头盆不称造成难产。但也应注意肥胖的巨大儿，可能由于皮下脂肪过多而造成分娩困难。

（1）胎头颅骨：由顶骨、额骨、颞骨各2块及枕骨1块组成。颅骨间缝隙称颅缝，两顶骨间为矢状缝，顶骨与额骨间为冠状缝，枕骨与顶骨间为人字缝，颞骨与顶骨间为颞缝，两额骨间为额缝。两颅缝交界间隙较大称为囟门，位于胎头前方呈菱形称前囟（大囟门），位于胎头后方呈三角形称后囟（小囟门）。颅缝与囟门均有软组织覆盖，胎头具有一定可塑性。在分娩过程中，头颅通过产道时，颅缝轻度重叠，囟门缩小，胎头体积缩小，有利于娩出。胎儿过熟致颅骨较硬，胎头不易变形，也可导致难产。

（2）胎头径线：主要有4条。①双顶径（biparietal diameter，BPD），BPD为两顶骨隆突间的距离，足月胎儿平均约为9.3 cm，是胎头最大横径，临床常用B超测量此径来判断胎儿大小。②枕额径，鼻根眉间至枕骨隆突的距离，足月胎儿平均约为11.3 cm，胎头常以此径衔接。③枕下前囟径，前囟中央至枕骨隆突下的距离，足月胎儿平均约为9.5 cm，胎头俯屈后以此径通过产道。④枕颏径，颏骨下方中央至后囟顶部的距离，足月胎儿平均约为13.3 cm。

2. 胎位

产道为一纵行管道。纵产式（头先露或臀先露），胎体纵轴与骨盆轴相一致，胎儿容易通过产道。头先露时，是胎头先通过产道，经颅骨重叠，胎头变形，周径变小，同时胎头俯屈，以最小的径线（枕下前囟）通过骨盆各平面，有利于胎头娩出，但需确定胎位，胎头的矢状缝和囟门是确定胎位的重要标志。若过期妊娠，胎头颅骨不易变形，或胎头俯屈不良、内旋转受阻，则可造成难产。臀先露时，较胎头周径小而软的胎臀先娩出，软产道扩张不充分，胎头娩出时无机会变形，致使胎头娩出困难。肩先露，胎体纵轴与骨盆轴垂直，妊娠足月活胎不能通过产道，对母体威胁极大。

3. 胎儿畸形

若胎儿畸形造成某一部位发育不良，如脑积水、联体双胎等，使胎头或胎体过大，很难通过产道。

（四）精神心理因素

分娩是一个正常的生理过程，但对产妇却是一种较持久而强烈的应激源。有相当数量的初产妇对分娩有不同程度的害怕或恐惧，致使产妇出现紧张、焦虑不安的精神心理状态。常表现为听不见医护人员的解释，不配合相关的分娩动作。现已证实，产妇这种情绪改变会引起机体发生一系列变化，如心率加快、呼吸急促、肺内气体交换不足，致使子宫缺氧造成宫缩乏力、宫口扩张缓慢、胎先露下降受阻，产程延长，产妇体力消耗过多，同时也促使其神经内分泌发生变化，交感神经兴奋，释放儿茶酚胺，血压升高，导致胎儿缺血缺氧，发生胎儿窘迫。

待产室陌生、嘈杂的环境，越来越强的阵痛，均能加剧产妇自身的紧张和恐惧感。因此，在分娩过程中，医护人员应耐心安慰产妇，告知分娩的经过，尽可能消除产妇焦虑和恐惧的心情，保持良好的精神状态，鼓励产妇正常进食及排便，保持体力，教会产妇呼吸技术和躯体放松技术。开展家庭式产科服务，允许丈夫、家人或有经验人员陪伴分娩，以安慰、鼓励、支持产妇顺利度过自然分娩全过程。研究表明，陪伴分娩能缩短产程，减少产科干预，降低剖宫产率。

二、枕先露的分娩机制

分娩机制是指胎儿先露部通过产道时，为适应产道的形状与大小被动地进行一系列适应性转动，以其最小径线通过产道的全过程，包括衔接、下降、内旋转、仰伸、复位及外旋转、胎儿娩出等动作。临床上枕先露占 95.75%～97.75%，又以枕左前位最多见，故以枕左前的分娩机制为例说明。

（一）衔接

胎头双顶径进入骨盆入口平面，胎头颅骨的最低点接近或达到坐骨棘水平，称衔接

（又称入盆）。胎头取半俯屈位以枕额径入盆，胎头矢状缝坐落在骨盆入口右斜径上，枕骨在骨盆左前方。

衔接是一个重要的动作，胎头衔接意味着没有头盆不称。一般初产妇在预产期前1～2周，经产妇在分娩开始后衔接。如初产妇已临产而胎头仍未衔接，应警惕有头盆不称或其他异常的可能。

（二）下降

胎头沿骨盆轴前进的动作称下降，是胎儿娩出的首要条件。下降呈间歇性贯穿于分娩全过程，与其他动作相伴随。宫缩时胎头下降，间歇时胎头又稍退回。促使胎头下降的因素主要是产力（宫缩力和腹肌收缩力）形成的压力直接压迫胎臀经胎轴传至胎头所致。临床上注意观察胎头下降程度，作为判断产程进展的重要标志之一。

（三）俯屈

胎头以半俯屈状态到达骨盆底遇到肛提肌的阻力，由于杠杆作用使下颌部贴向胸壁称俯屈。使胎头由衔接时枕颏径（11.3 cm）变为枕下前囟径（9.5 cm），以最小径线适应产道有利于继续下降。

（四）内旋转

胎头绕骨盆轴旋转，使矢状缝与中骨盆与骨盆出口前后径相一致称为内旋转。胎头枕部位置最低，达骨盆遇肛提肌收缩力而被推向稍宽大的骨盆腔前方，即胎头枕部在骨盆腔内向前旋转45°，以适应中骨盆及出口前后径大于横径的解剖特点，常于第一产程末完成此动作，有利于胎头下降。此时胎头转动而胎肩并未转动，呈头肩扭转状态。

（五）仰伸

当胎头完成内旋转后继续下降达阴道口时。由于产道下段的前壁为较短的耻骨联合，后壁为较长的骶骨与尾骨，使产轴下段的方向向前向上，前面的阻力小而后面的阻力大。此时，宫缩和腹压迫使胎头下降，而肛提肌收缩将胎头向前推，二力合作迫使胎头向下向前，枕骨抵达耻骨联合下方时，并以此为支点，胎头逐渐仰伸（extention），额、鼻、口、颏相继娩出。胎头仰伸时，胎头双肩径沿骨盆左斜径入盆。

（六）复位及外旋转

胎头娩出后，枕部顺时针旋转45°称复位，复位可恢复胎头与胎肩垂直关系。双肩径沿骨盆左斜径继续下降，为适应骨盆腔形态，前肩在骨盆内向前向中线旋转45°，使双肩径与骨盆出口前后径一致，胎头枕部随之在外继续顺时针旋转45°，以保持头肩的垂直关系，称外旋转（external rotation）。

（七）胎肩及胎身娩出

外旋转动作完成后，胎儿前肩（右肩）于耻骨弓下先娩出，随之胎儿后肩（左肩）从会阴前缘娩出，继之胎身及下肢侧弯娩出。

上述的分娩机制应被视为一个连续的过程，下降是贯穿于始终的动作，胎先露部的各种适应性转动都是伴随下降而逐渐完成，在经产妇尤为明显。这一系列动作，大部分是在产道内完成的，在体外只能看到仰伸、外旋转、胎儿娩出3个动作。因此，助产士只有熟练掌握分娩机制，才能正确协助胎儿娩出。

三、临产的征象与产程分期

（一）临产的先兆

1. 假临产

假临产又称"假阵缩"。假阵缩的特点是宫缩间隔时间不规律，强度不大，只感到下腹部有轻微胀痛，持续时间也不恒定，一般不超过30 s，假阵缩不伴有宫颈缩短和宫口扩张，并可被镇静药缓解。假阵缩是正常的生理现象，有助于宫颈的成熟，并为分娩发动做准备。但过频的假阵缩会干扰孕妇休息，使孕妇在临产前疲惫不堪。这种现象在精神紧张的初产妇中比较多见。

2. 胎儿下降感

由于胎儿的先露部下降衔接，以及羊水量减少，造成子宫底位置下降，使子宫对膈肌的压力降低。故此时，孕妇自觉呼吸较以前轻快，上腹部比较舒适，食欲改善。与此同时，在妊娠期的水潴留也开始减轻。由于胎头下降压迫膀胱，所以常有尿频的症状。

3. 见红

在接近分娩时，部分产妇可见阴道有少量的血性分泌物排出，称为"见红"。有时还可以同时排出黏液栓。这是由于在接近分娩时，子宫下段形成，宫颈已成熟，在宫颈内口附近的胎膜与子宫壁分离，毛细血管破裂所致。如有宫颈黏液栓排出则是宫颈开始扩张的信号。见红是分娩即将开始的可靠征象，大多数产妇在见红后24～48 h内产程发动。见红的出血量很少，如超过月经量应考虑有无妊娠晚期出血，如前置胎盘等。

（二）临产诊断

出现规律性宫缩，是临产开始的标志。宫缩持续约30 s或以上，间歇5～6 min，同时伴有进行性宫颈管消失、宫颈口的扩张和胎先露的下降。

（三）产程分期

总产程即分娩全过程，指开始出现规律宫缩至胎儿、胎盘完全娩出的过程。初产妇需12～18 h，经产妇需6～9 h。总产程最长不能超过24 h，最短不能少于3 h。临床上根据不同阶段的特点又分为3个产程。

1. 第一产程

第一产程又称宫颈扩张期，是指开始出现规律宫缩至宫口开全（10 cm）为止。初产妇的宫颈较紧，宫颈口扩张缓慢，需11～12 h；经产妇的宫颈较松，宫颈口扩张较快，需 6 ~ 8 h。

2. 第二产程

第二产程又称胎儿娩出期，是从宫口开全至胎儿娩出为止。初产妇需 1 ~ 2 h，不应超过 2 h；经产妇通常数分钟即可完成，也有需 1 h 者，但不应超过 1 h。

3. 第三产程

第三产程又称胎盘娩出期，是从胎儿娩出开始至胎盘娩出为止。初产妇和经产妇这一过程需 5 ~ 15 min，但不应超过 30 min。

四、入院时机选择与入院前准备

（一）入院时机选择

预产期前后 1 ~ 2 周，若孕妇出现不规律宫缩及阴道出现少量血性分泌物（俗称"见红"），预示孕妇即将临产，是先兆临产较可靠的征象；若孕妇出现间歇 5 ~ 6 min、持续 30 s 的规律宫缩，则为临产，应马上入院。若阴道突然大量流液，估计为胎膜早破，嘱孕妇平卧，由家属送往医院，以防脐带脱垂而危及胎儿生命。

（二）入院前准备

指导孕妇准备新生儿和产妇用物。为新生儿准备数套柔软、宽大、便于穿脱（衣缝在正面）的衣服，尿布宜选用柔软、吸水、透气性好的纯棉织品。产妇应准备足够大的卫生巾、毛巾、内裤、合适的胸罩、吸奶器等。另外，可采用上课、看录像等形式讲解新生儿喂养及护理知识，宣传母乳喂养的好处，示教如何给新生儿洗澡、换尿布等。教会患者做产前运动、分娩呼吸技巧等，有利于减轻分娩不适，促进顺产。

第二节
分娩产妇的护理

一、第一产程产妇的护理

（一）临床经过

1. 规律宫缩

产程开始时，子宫收缩力弱，出现伴有疼痛的子宫收缩，持续时间较短，约30 s，且弱，间歇期较长，5～6 min。随着产程进展，子宫收缩力逐渐增强，宫缩持续时间逐渐延长50～60 s，间歇期逐渐缩短2～3 min。在宫口接近开全时，宫缩持续时间可达1 min或以上，间歇期仅1～2 min。

2. 宫口扩张

宫口扩张是规律宫缩的结果。不断增强的宫缩，由于缩复作用，迫使宫颈管消失与宫颈扩张。当宫口开全时，宫颈边缘消失，子宫下段与阴道形成宽阔筒腔，有利于胎儿通过。宫颈口扩张有一定规律，先慢后快，以初产妇最明显，可分为两期。①潜伏期，从出现规律宫缩至宫口扩张3 cm，初产妇约需8 h，最大时限不超过16 h。宫口扩张缓慢，平均2～3 h扩张1 cm。②活跃期，从宫口扩张3 cm至宫口开全（10 cm），初产妇约需4 h，最长时限不超过8 h。宫口扩张明显加快，如宫口不能如期扩张，可能存在宫缩乏力、头盆不称等因素。

3. 胎先露下降

胎先露下降的程度以胎头颅骨最低点与坐骨棘平面的位置关系为判断标志，通过阴道或肛门检查能判断。伴随宫缩和宫颈扩张，胎儿先露部逐渐下降。潜伏期胎头下降不明显，活跃期下降加快。一般在宫口开大4～5 cm时，胎头应达坐骨棘水平，胎头下降程度是决定能否经阴道分娩的重要标志。

4. 胎膜破裂

胎膜破裂简称破膜。宫缩时，子宫羊膜腔内压力增高，胎先露部下降，将羊水阻断为前、后两部分。在胎先露前方的羊水，称为前羊水，约 100 mL，宫缩时前羊膜囊楔入宫颈管内，有助于扩张宫口，当前羊膜囊内压力增加到一定程度时胎膜自然破裂，破膜多发生在宫口近开全时。

5. 疼痛

分娩期的宫缩会给每个产妇带来不同程度的疼痛，主要为宫缩时对子宫下段及宫颈扩张、牵扯所致。尤其在进入活跃期后，宫缩增强，分娩痛会更加明显，疼痛部位主要是集中在下腹部及腰骶部，其程度存在个体差异。

（二）护理评估

1. 健康史

询问并查阅产前记录，了解产妇的个人资料，如姓名、结婚年龄、生育年龄、职业、文化程度、身高、体重、营养状况、既往病史、过敏史、月经史、婚育史等；并了解本次妊娠的经过，包括末次月经、预产期、孕早期有无感冒、接触有害物质等，有无腹痛、阴道流血等情况。着重询问末次产前检查后至临产后的情况。

2. 身体状况

（1）一般情况：测量产妇的体温、脉搏、呼吸及血压。临产后，产妇的脉搏、呼吸可能稍有增加，体温变化不大。有些产妇可能有腰酸、胀痛等。

（2）产程进展情况：评估子宫收缩不能只凭产妇的主观感觉，而应认真检查评估，了解子宫收缩的持续时间、间歇时间、强度等情况；临产后应适时在宫缩时行肛查，以了解宫颈口扩张程度、胎位及胎先露下降程度、羊膜囊破裂与否、骨盆腔的形状与大小，必要时可行阴道检查。

（3）胎儿宫内情况：用胎心听诊器或多普勒仪于宫缩间歇期听胎心音，也可用胎儿监护仪进行胎心监测。正常胎心率为 110~160 次/min。

3. 心理社会支持状况

处于第一产程的初产妇，由于环境陌生、缺乏分娩知识、宫缩带来的疼痛，加上产程时间长，产妇容易产生焦虑、紧张的情绪，不能按时进食和充分休息，体力消耗较大，这些均可能影响宫缩和产程进展。通过交谈充分评估产妇对分娩知识了解的程度、对疼痛的耐受程度、对自然分娩的信心、对胎儿性别的期望值、家庭经济状况、产妇能否听从医护人员指导并配合分娩护理工作等，有利于分娩镇痛护理的实施。

交谈时注意观察产妇的行为、身体姿势、对医护人员解释内容的感知敏感性、精力状况、对宫缩痛的反应程度，尽量让产妇表达宫缩痛的部位及程度、对疼痛的处理方法，尤其注意产妇家属对产妇的安慰、支持程度。

4. 辅助检查

用多普勒仪、胎儿监护仪监测胎儿宫内状况。

（三）护理诊断

（1）急性疼痛与子宫收缩、宫颈扩张有关。

（2）焦虑与缺乏分娩相关的知识有关。

（3）潜在并发症：产力异常、胎儿窘迫。

（四）护理目标

（1）产妇疼痛程度减轻。

（2）产妇能描述正常分娩过程，能主动参与和配合分娩过程，心情愉快。

（3）产力异常、胎儿窘迫未发生，或被及时发现并及时有效处理。

（五）护理措施

1. 心理护理

分娩知识宣教、协助产妇办理入院手续，收入待产室待产。

（1）环境：待产室内温度适宜，空气流通，温馨舒适，播放轻音乐，让产妇放松。

（2）讲解：向产妇及家属耐心讲解分娩的生理经过，增强产妇对自然分娩的信心。

（3）沟通：多与产妇沟通交流，多解释安慰，减缓产妇紧张情绪，建立良好的护患关系，增加产妇对医护人员的信任感和自身安全感。

（4）告知：及时告知产妇分娩过程中的相关信息，促使产妇在分娩过程中密切配合，顺利完成分娩。

（5）镇痛：护理人员及产妇家属要守护在产妇身边，指导产妇在宫缩时深呼吸，并将双手掌置于腹部由上向下推按，可缓解疼痛。若产妇腰骶部疼痛时，可用拳头按压腰骶部以减轻疼痛。在宫缩间歇期指导产妇放松休息，若无异常情况可在待产室内活动，听音乐或谈话，转移注意力，减轻产妇疼痛的感觉。

2. 生活护理、促进舒适

（1）保持清洁：协助产妇沐浴更衣，保持外阴清洁。因频繁宫缩，产妇出汗较多、阴道分泌物和羊水时常外溢，产妇常有不适感，应协助产妇擦汗、更衣、换床单，大小便后及时冲洗会阴，保持清洁、舒适。

（2）饮食护理，保持体能：鼓励产妇在宫缩间歇期少食多餐，进高热量、易消化、清淡饮食，注意补充足够水分，保持水、电解质平衡。

（3）活动与休息：临产后胎膜未破、宫缩不强者，鼓励产妇在护士和家属的搀扶下进行室内走动，以利于宫口扩张和胎先露下降。若初产妇宫口开全或经产妇宫口已扩张 3~4 cm 时，应取左侧卧位休息，有利于胎心率恢复和保存体力。

（4）排尿与排便：鼓励产妇 2~4 h 排尿 1 次，并及时排除粪便，以免影响宫缩及先露下降。若初产妇宫口扩张 <4 cm，宫缩不强、胎膜未破、胎头已衔接者，无阴道流血、胎位异常、剖宫产史。孕妇有高血压疾病、严重心脏病、胎儿窘迫等禁忌证者，可酌情用温肥皂水灌肠。灌肠目的既能清洁肠道，避免产道污染，又能刺激宫缩，加快产程进展。灌肠后产妇排便，必须有家属和护理人员搀扶陪护。

3. 观察生命体征

第一产程期间，每隔 4~6 h 测量 1 次体温、脉搏、呼吸、血压，并记录。发现血压升高，增加测量次数，并及时报告医生给予相应处理。

4. 观察产程进展、预防并发症

（1）观察宫缩：用触诊法或胎儿监护仪进行监测。最简单的方法是助产人员将一手掌置于产妇腹壁宫底处，感觉宫缩时宫体隆起变硬的强度及持续时间，间歇时宫体松弛变软的状况及时间，一般连续观察至少 3 阵宫缩，并记录于护理单上。以分数为基础，分子为宫缩持续时间，分母为间歇时间，如 30~40/5~6。也可用胎儿监护仪描记宫缩曲线，能全面反映宫缩的强度、频率、持续时间、间歇时间。每隔 1~2 h 观察一次，连续观察 3 次宫缩并记录。如宫缩不规律，强度异常立即通知医师及时处理。

（2）胎心监测：用胎心听诊器或多普勒听诊仪于宫缩间歇期在产妇腹壁听胎心音。潜伏期每隔 1~2 h 听胎心 1 次，进入活跃期后，每隔 15~30 min 听胎心 1 次，每次听 1 min 并记录。正常情况下子宫收缩时胎心音变慢，间歇时胎心率迅速恢复。若宫缩后听胎心率不能恢复或胎心率 <110 次/min 或 >160 次/min，提示胎儿窘迫，立即协助产妇取左侧卧位、给产妇吸氧并立即报告医生。此方法简单，但仅能获得每分钟的胎心率，不能分辨瞬间的变化，也不能识别胎心率的变异及其与宫缩、胎动的关系。胎儿监护仪监测胎心，可连续描记胎心曲线，胎心率的变异、瞬间的变化及胎心率与宫缩、胎动的关系。常用外监护，即将探测胎心的探头置于胎心音最响亮的部位，以腹带固定于产妇腹壁上。观察时每 15 min 对胎心音监护曲线评估，宫缩频繁时每 5 min 评估 1 次，能较客观地判断胎儿在宫内的情况。

（3）观察宫口扩张与胎先露下降：临产后可通过肛门检查，了解宫缩时宫颈软硬厚薄、宫口扩张程度、胎先露及其下降程度、胎膜是否破裂、骨盆腔大小及尾骨活动度。产程中检查次数不宜过多，一般隔 4 h 查一次，经产妇或宫缩频繁者间隔时间应缩短。宫口扩张与胎先露下降是判断产程进展的重要标志。为减少肛查时手指进出肛门次数以降低感染概率，阴道检查可取代肛门检查，但必须严格消毒外阴后，行阴道检查。

一般情况下，宫口扩张 <3 cm 时，每 2~4 h 肛查或阴道检查 1 次；宫口扩张 >3 cm 时，每 1~2 h 肛查或阴道检查 1 次。同时也要根据宫缩情况和产妇的临床表现，适当的增加检查次数。肛查次数不宜过多，可增加产褥感染的机会，整个产程肛查次数不超过 10 次。但肛查次数过少，不易掌握产程进展情况；在产程进展迅速时，可能失去接产准备的时间，经产妇或有急产史者，更应注意。检查后作记录并描记产程图。

肛查方法：产妇仰卧位、两腿屈曲分开。检查者站在产妇右侧，用消毒纸遮盖阴道口避免粪便污染阴道，右手戴手套，食指蘸肥皂水轻轻伸入直肠，隔着直肠壁和阴道后壁进行指诊。在直肠内的食指向后触及尾骨尖端，了解尾骨的活动度，再查两侧坐骨棘是否突出并确定胎头高低；然后用指端掌侧探查宫口，摸清其四周边缘，估计宫口扩张的厘米数。当宫口开全时，则摸不到宫口边缘。未破膜者，在胎头前方可触到有弹性的前羊膜囊；已破膜者，则能直接触到胎先露部，硬而圆，表面光滑的为胎头。若胎头无水肿（产瘤），还能触及胎儿囟门及颅缝，有助于确定胎位。若触及搏动的条索物时，应考虑为脐带先露或脐带脱垂的可能，需及时处理。

阴道检查：当肛门检查不清时，可在严格消毒后行阴道检查，能直接触清胎位、宫口扩张以及胎先露下降程度，并能全面了解盆腔内部情况。

（4）胎膜破裂护理：胎膜多在宫口近开全时自然破裂，前羊水流出。一旦破膜，应立即让产妇平躺，听胎心音，观察羊水性状、颜色和量，有无脐带脱垂，并记录破膜的时间。发现异常应立即报告医生，及时处理。破膜超过 12 h 未结束分娩者，应遵医嘱给予抗生素预防感染。

（5）绘制产程图：细致观察产程进展，及时记录检查结果，及早处理异常情况，目前多采用绘制产程图的方式。产程图的横坐标为临产时间（h），左侧纵坐标为宫口扩张程度（cm），右侧纵坐标为胎先露下降程度（cm），绘出宫口扩张曲线与胎先露下降曲线。

5. 健康教育

指导产妇保持轻松愉快的心情，分散注意力，更有利于分娩顺利进行，积极配合医护人员的处理与护理，有利于分娩镇痛护理的实施。做好新生儿出生的准备，也是一种分散注意力的方法。

（六）护理评价

（1）产妇分娩疼痛是否减轻或缓解。

（2）产妇能否描述正常分娩过程，能否主动参与和配合分娩处理与护理。

（3）胎儿窘迫是否发生；产力异常是否出现；第一产程的产程图形态是否正常。

二、第二产程产妇的护理

（一）临床经过

1. 宫缩增强

宫口开全后，多已自然破膜。若此时未破膜，常影响胎头下降，应行人工破膜。破膜后，宫缩暂时停止，产妇略感舒适，继而宫缩重现且较前增强，每次持续时间约

1 min 或以上。间歇期仅 1 ~ 2 min。

2. 排便感

当胎头降至骨盆出口压迫盆底软组织时，产妇出现排便感。不由自主地向下屏气加腹压，会阴逐渐膨隆变薄，肛门外括约肌松弛且张开。

3. 胎儿下降与娩出

随着产程进展，胎头已降至阴道口，露出部分不断增大，出现两种现象：①胎头拨露（head viable on vulval gapping）。宫缩时胎头露出于阴道口，宫缩间歇期又缩回阴道内，称胎头拨露。②胎头着冠（crowning of head）。产妇不断屏气加腹压，胎头露出部分不断增大，直至胎头双顶径越过骨盆出口横径，在宫缩间歇期也不再缩回，称胎头着冠。此时会阴极度扩张变薄，应注意保护会阴。产程继续进展，胎头枕骨露出耻骨弓下，并以此为支点，出现胎头仰伸动作，完成胎头娩出，接着出现复位及外旋转，随后前肩、后肩相继娩出，胎体很快娩出，后羊水随之涌出，子宫迅速缩小，宫底达脐平。经产妇由于产程进展较快，有时仅需几次宫缩即可完成上述动作。

（二）护理评估

1. 健康史

评估第一产程的经过及护理。

2. 身体状况

评估生命体征；了解宫口开全的时间、宫缩持续时间和强度、间歇时间，观察产妇使用腹压的情况；评估胎心率及羊水的性状与颜色；询问产妇有无排便感，观察胎头拨露进展；评估会阴局部情况及胎儿大小，判断是否需行会阴切开术。

3. 心理社会支持状况

评估产妇心理状况，有无焦虑、急躁、恐惧的情绪，对自然分娩有无信心。此阶段产妇常因体力消耗过大而感到恐惧和无助，因腹痛和急于结束分娩而焦虑不安，家属也常产生紧张不安的情绪。

4. 辅助检查

用胎儿监护仪严密观察宫缩及胎心率的变化，及时发现异常情况并及时处理。

（三）护理诊断

（1）焦虑与缺乏顺利分娩的信心及担忧胎儿健康有关。

（2）疼痛与宫缩、软产道扩张及会阴伤口疼痛有关。

（3）有受伤的危险与行会阴切开或发生会阴撕裂、新生儿产伤有关。

（四）护理目标

（1）产妇情绪稳定，有信心配合助产人员完成分娩。

（2）产妇能正确运用腹压，并能积极配合。

（3）胎儿窘迫、新生儿窒息未发生或及时发现并有效处理。产妇软产道切口未延长裂深，新生儿无产伤。

（五）护理措施

1. 心理护理

初产妇宫口开全后、经产妇宫口开大 4 cm，且宫缩规律而有力时转入待产室。接待安置产妇于产床上，护理人员守护在产妇身边，及时提供产程进展信息。给予产妇安慰和鼓励，缓解其紧张和恐惧的心理，同时协助产妇饮水、擦汗等生活护理。产妇的丈夫也可陪伴在产妇身边，增强自然分娩的信心。

2. 指导产妇正确使用腹压

产妇取仰卧位，双脚蹬踏在产床上，两腿屈曲分开，露出外阴部，臀下垫无菌垫单，双手握持把手，在宫缩来临时嘱其深吸气后屏住，然后向下用长力，增加腹压。宫缩间歇期，产妇全身肌肉放松休息，均匀呼吸。等下次宫缩出现时，再重复屏气运用腹压，以加速产程进展。目前也有学者主张此时可采取自由体位顺其自然运用腹压。

3. 观察拨露进展及胎心率

助产人员守护产妇身边，一手置于产妇腹壁感觉宫缩，了解宫缩的强度与频率，观察胎头拨露及下降情况，每 5～10 min 听 1 次胎心音，了解胎儿宫内情况，直至胎儿娩出。有条件者可用胎儿监护仪观察胎心率与基线变异。若出现胎心异常、第二产程延长等异常情况，应立即行阴道检查，查找原因，尽快结束分娩，避免胎头长时间受压。宫口开全后胎膜多已自然破裂。若仍未破膜，应行人工破膜，以免影响胎头下降。

4. 做好接产准备

产妇外阴部清洁消毒。自上而下、由外向内。前起阴阜后至肛门及周围，两侧至大腿内侧上 1/3。先给产妇臀下铺一次性垫单，用无菌纱布蘸软皂液擦洗外阴部，顺序是阴阜、大腿内上 1/3、大阴唇、小阴唇、会阴及肛门周围。然后用温开水冲掉皂液，为防止液体进入阴道，用无菌纱布遮盖阴道口。最后用 0.5% 碘伏消毒，自上而下、由内向外，铺无菌巾于臀下。接产人员按无菌操作常规洗手、打开产包、穿手术衣、戴手套、铺无菌巾、准备接产。

5. 接生

接产方法有仰卧位接生法、坐位或半坐位接生法、水下接生法。临床通常采用仰卧位接生法。

（1）评估会阴条件：胎头拨露时，如发现产妇会阴部过紧缺乏弹性或阴道内已有小裂伤而出血，估计分娩时会阴撕裂不可避免，接产者应做出正确的判断，必要时行会阴侧切术。

（2）接产步骤：接产者打开产包，外阴部铺置无菌区，站在产妇右侧，当胎头拨露使会阴后联合较紧张时开始保护会阴（行会阴切开术后也需保护会阴）。目的是避免肛门外括约肌的损伤，控制胎儿娩出速度，协助胎儿安全娩出。宫缩来临时，嘱产妇屏气向下加腹压，接产者右手肘支在产床上，用右手拇、示、中3指弯曲呈空握鸡蛋状顶住会阴向上托举，使阴道口松弛，左手轻轻下压胎头枕部协助胎头俯屈；宫缩间歇时，右手拇、食、中3指可以离开会阴，利于会阴血液循环恢复，避免水肿。胎头拨露变大，临近着冠时，右手变换姿势，拇指与其余四指分开，用右手掌大鱼际肌顶住会阴，宫缩时向上向内托压会阴，左手协助胎头俯屈；宫缩间歇期，右手掌稍放松但不能离开会阴。在胎头着冠时，右手掌更用力顶住会阴，宫缩时嘱产妇张口哈气消除腹压，间歇时稍向下屏气，左手协助胎头仰伸，使胎头缓慢娩出。

当胎头娩出后，不要急于娩出胎肩，右手继续保护会阴，左手拇指从胎儿鼻根向下颏挤压，挤出口鼻腔内的黏液和羊水。随再次宫缩出现，左手协助胎头复位及外旋转，使胎儿双肩径与骨盆出口前后径一致。接产者左手向下轻压儿颈，使前肩从耻骨弓下先娩出，再轻托儿颈向上，使后肩从保护会阴的右手上方娩出。胎儿双肩娩出后，保护会阴的右手可以离开。用双手扶住儿肩两侧，协助胎体及下肢以侧位娩出，后羊水涌出，记录胎儿娩出时间。胎儿娩出后，将弯盘置于产妇臀下接血，以测量产后出血量。

（3）脐带绕颈的处理：当胎头娩出后，若发现脐带绕颈1周较松，可用左手将脐带从胎头滑下或随前肩娩出而上推脐带；若脐带绕颈较紧或绕2周或以上，可用2把血管钳夹住颈部一段脐带，在两钳之间剪断脐带，取下绕颈脐带后，再协助胎儿娩出，注意勿伤及胎儿颈部。

6. 健康教育

指导产妇与医护人员积极配合，运用好腹压，注意及时补充营养，保持体力，促进母儿安全。

（六）护理评价

（1）产妇情绪稳定；分娩过程能积极配合。

（2）产妇能正确使用腹压。

（3）胎儿窘迫、新生儿窒息未发生，若发生，是否及时有效处理。新生儿没有产伤；产妇会阴无裂伤或会阴切口无延长裂深。

三、第三产程产妇的护理

（一）临床经过

1. 子宫收缩

胎儿娩出后，产妇感到轻松，宫底降至脐平，宫缩暂停几分钟后重新出现。

2. 胎盘剥离与娩出

胎儿娩出后，由于子宫的缩复作用，宫腔容积明显缩小，胎盘不能相应缩小，与子宫壁发生错位而剥离，剥离面出血形成胎盘后血肿，随血肿增大，胎盘剥离面亦不断扩大，直至胎盘完全与子宫壁分离而娩出。

3. 阴道流血

正常分娩的出血量一般不超过 300 mL。

（二）护理评估

1. 健康史

评估产妇第一、二产程的临床经过以及产妇、新生儿的情况。

2. 身体状况

（1）新生儿：①Apgar 评分。以心率、呼吸、肌张力、喉反射、皮肤颜色 5 项体征为依据评分，可判断新生儿有无窒息及窒息的程度（表 3 - 1）。满分 10 分，评分 8 分以上属正常新生儿。②一般情况。评估身长、体重，体表有无畸形。

表 3 - 1 新生儿 Apgar 评分法

体征	评分标准			评分	
	0	1	2	1 min	5 min
皮肤颜色	青紫或苍白	身体红，四肢青紫	全身红润		
心率（次/分）	无	＜100	＞100		
弹足底或插鼻反应	无反应	有些动作，如皱眉	哭，喷嚏		
肌张力	松弛	四肢略屈曲	四肢活动		
呼吸	无	慢，不规则	正常，哭声响		

（2）胎盘剥离：评估有无出现胎盘剥离征象。①子宫变硬由球形变为狭长形，宫底升高达脐上。②阴道少量出血。③阴道口外露的脐带自行下降延长。④接产者用左手掌尺侧缘轻压产妇耻骨联合上方，将宫体向上推，而外露的脐带不再回缩。

胎盘剥离及娩出方式有两种：①胎儿面娩出式。胎盘首先中央剥离形成胎盘后血肿，而后向周边剥离。其特点是先见胎盘胎儿面娩出，后见少量阴道流血，该方式多见。②母体面娩出式。胎盘从边缘开始剥离，血液沿剥离面流出，而后向中心剥离。其特点是先见较多量阴道流血，后见胎盘母体面娩出，该方式少见。

胎盘娩出后评估胎盘胎膜是否完整，有无胎盘小叶或胎膜残留，胎盘边缘有无断裂血管，判断是否有副胎盘。

（3）阴道流血量：胎盘娩出前后，评估子宫收缩强度、阴道流血量和颜色。胎盘娩出后，子宫收缩强度大，子宫硬呈球形，宫底平脐或略低。阴道流血量评估方法有称重法、容积法、面积法。

（4）会阴伤口：仔细检查软产道，注意有无宫颈裂伤、会阴切口延长裂深。

（5）产后2 h：重点评估子宫收缩情况、阴道流血量与性状、血压等。

3. 心理社会支持状况

评估产妇及家属的情绪及对新生儿性别、健康、外貌是否满意。能否接受新生儿，有无进入父母角色。

4. 辅助检查

根据产妇及新生儿情况选择必要的检查。

（三）护理诊断

（1）组织灌注量不足与产后出血有关。

（2）潜在并发症：新生儿窒息，产后出血。

（3）无效性角色行为与产后疲劳、会阴伤口疼痛、新生儿性别不理想有关。

（四）护理目标

（1）产妇不发生产后出血。

（2）新生儿无窒息、产妇子宫收缩良好，产后出血、休克未发生。

（3）产妇及家属接受新生儿，有亲子间互动。

（五）护理措施

1. 正确处理新生儿，预防新生儿窒息

（1）清理呼吸道：清理呼吸道是处理新生儿的首要任务。新生儿娩出后，立即用吸痰管或洗耳球轻轻吸出新生儿口鼻腔黏液及羊水，保持呼吸道通畅。如黏液较多，应用左手握住儿胸，控制其吸气，必须在第一口呼吸之前，清除上呼吸道，以免发生吸入性肺炎。如呼吸道黏液和羊水已吸净而仍无哭声时，可用手轻拍新生儿足底，以促其啼哭。新生儿大声啼哭，表示呼吸道已通畅。

（2）Apgar评分：新生儿出生后1 min内，进行评分，用以判断新生儿有无窒息及窒息的严重程度。8~10分为正常；4~7分为轻度窒息，需经清理呼吸道、吸氧、人工呼吸、用药等措施抢救；0~3分为重度窒息，需紧急抢救。抢救5 min后再次评分，可了解新生儿的预后。

（3）处理脐带：临床采用二次断脐法，用两把血管钳在距脐轮10~15 cm处夹住脐带，于两脐之间剪断脐带，使新生儿与母体分开。气门芯结扎法，消毒脐带根部后用一血管钳套上气门芯，距脐轮0.5 cm处钳夹脐带，在血管钳上方0.5 cm处剪去脐带，牵拉气门芯上短线，套于止血钳下的脐带断端上，松开止血钳消毒包扎。处理脐带时，注意新生儿保暖。目前临床上还有脐带夹、血管钳等结扎法，促使脐带早日结痂脱落。

（4）一般护理：擦干新生儿身上的羊水和血迹，作初步查体，观察生命体征，四肢能否自由活动，有无明显畸形如六指、生殖器畸形、两侧睾丸是否下降、有无肛门闭锁等，称体重、测量头围身长，并记录。在新生儿左手腕系上标有母亲姓名、床号、住院号、新生儿性别、体重、出生时间的手腕带。在新生儿记录单上印上新生儿足印和母亲拇指印，并将新生儿穿好衣服包裹于褥褓保暖，并在褥褓外系上标有与手腕带上信息一致的小标牌。用抗生素眼药水滴眼以防结膜炎。上述工作完成后将新生儿交给母亲及其家属看，如新生儿无异常，娩出后半小时内抱给母亲，协助其进行第一次吸吮。

2. 正确处理第三产程，预防产后出血

（1）及时助娩胎盘：接产者熟练掌握胎盘剥离征象，切忌在胎盘未完全剥离前牵拉脐带或按揉子宫，以免造成脐带断裂、胎盘胎膜残留、子宫翻出、产后出血等并发症；当确认胎盘已完全剥离时，应立即协助胎盘娩出。于宫缩时让产妇向下屏气稍用腹压，右手牵拉脐带，左手在产妇腹壁握持宫底并轻轻按揉，当胎盘娩出至阴道口时，接产者双手捧住胎盘，朝一个方向旋转并缓慢向外牵拉，协助胎盘胎膜完整娩出。若在胎盘娩出过程中发现胎膜有部分撕裂，可用血管钳夹住断裂上端的胎膜，再继续向原方向牵拉，直至胎膜完全娩出。胎盘胎膜娩出后，左手继续按揉宫底以刺激子宫收缩、减少出血，用聚血器或弯盘接住阴道流血以统计出血量。

（2）检查胎盘胎膜：先将胎盘铺平，检查胎膜是否完整，破裂口高低（测裂口至胎盘边缘距离），然后将胎膜撕开检查胎盘母体面，用纱布把血块拭去，观察胎盘形状、颜色、有无钙化、梗死及有无小叶缺损等，并测量其大小与厚度；再检查胎盘胎儿面有无血管断裂，以便及时发现副胎盘。最后再将脐带提起，测量其长度，观察其附着部位。

如有副胎盘、部分胎盘或大部分胎膜残留时，应在严格无菌操作下伸手入宫腔，以手掌面向胎盘、手背面向子宫壁剥离并取出残留组织，避免损伤子宫。如仅有少部分胎膜残留，可给予宫缩剂待其自然排出。

（3）检查软产道：胎盘娩出后，应仔细检查会阴、小阴唇内侧、尿道口周围、阴道及宫颈有无裂伤、会阴切口有无延长裂深。如有裂伤应及时修补缝合，缝合时应注意解剖位置，按层次分别缝合。缝合后消毒外阴，并敷以酒精纱布。

（4）预防产后出血：胎盘娩出后，及时按摩子宫，是防止产后出血的一种有力措施。如既往有产后出血史或估计有产后出血可能者，可于胎儿前肩娩出时以麦角新碱0.2 mg，或缩宫素10 U加于25% 葡萄糖液20 mL内静注，也可在胎儿娩出后立即将缩宫素10 U加20 mL生理盐水经脐静脉快速注入，均能助胎盘迅速剥离减少出血。

（5）评估阴道出血量：分娩结束后应估计并记录出血量，包括弯盘内收集的血量和敷料上的血量。单纯用目测估计出血量不准确，目测估计的出血量往往比实际的量要少，应加以注意。

四、产后观察护理

产后 2 h 观察及护理：分娩结束以后 2 h 是产后出血、产后休克的高发时期，产妇要继续留在分娩室产床上观察。

1. 清洁、舒适

第三产程结束时，移去产妇臀下污染敷料，为产妇擦身、垫好消毒会阴垫，并更换衣服、床被单。夏季应防止中暑，冬季应注意保暖，让产妇感到清洁、舒适。

2. 饮食、饮水

由于分娩过程体力消耗过大，进食少，出汗多，产后应及时补充水分，喂养易消化、营养丰富的食物，以帮助产妇恢复体力。

3. 观察

重点观测血压、子宫收缩情况、宫底高度、阴道流血量、膀胱充盈程度、阴道有无血肿形成。临床上也有将胎盘娩出后 2 h 内称为第四产程，其目的是预防产后出血。产后第 1 h 内，每 15 min 一次，然后每 1 h 一次，4 h 后，如无异常发现，改为每 4 h 一次。观察产妇生命体征的同时，要观察评估新生儿肤色、呼吸、心率、面色情况、排尿、排便和有无脐带渗血，并记录。

4. 健康教育

指导产妇闭目养神，配合完成医护人员的各项护理工作，并做好新生儿第 1 次哺乳的心理准备。

第三节
产力异常产妇的护理

产力是促进胎儿及附属物从母体子宫内排出的力量，包括子宫收缩力，腹肌、膈肌收缩力和肛提肌收缩力，子宫收缩力是分娩的主要动力，贯穿整个分娩过程。产力异常主要是指子宫收缩力异常，在分娩过程中，子宫收缩力的节律性、对称性、极性不正常，或频率、强度发生改变，称子宫收缩力异常。包括子宫收缩乏力和子宫收缩过强两大类，每一类又分为协调性子宫收缩和不协调性子宫收缩两种，具体分类如下。

一、宫缩乏力产妇的护理

（一）护理评估

1. 健康史

（1）发病原因：评估产妇有无下列引起宫缩乏力的因素存在。①头盆不称或胎位异常，是导致继发性子宫收缩乏力的最常见原因。②子宫因素。子宫壁过度膨胀（如双胎、巨大胎儿、羊水过多等）、子宫发育不良、子宫畸形（如双角子宫）、经产妇和子宫急慢性炎症、子宫肌纤维变性及结缔组织增生、子宫肌瘤等均影响子宫收缩导致子宫收缩乏力。③精神过度紧张。④内分泌失调。临产后，产妇体内雌激素、缩宫素、前列腺素、乙酰胆碱等分泌不足，孕激素下降缓慢，子宫对乙酰胆碱的敏感性降低等，影响子宫肌兴奋阈，致使子宫收缩乏力。⑤药物影响。临产后不恰当地使用大剂量镇静剂，如吗啡、氯丙嗪、哌替啶、巴比妥等，可引起继发性宫缩乏力。⑥其他。营养不良、贫血和其他慢性疾病所致体质虚弱、膀胱直肠充盈、临产后进食与睡眠不足、体力过度消耗、前置胎盘影响先露下降等均可导致宫缩乏力。

（2）询问相关病史：评估身体发育状况、身高与骨盆测量值、胎儿大小与头盆关系。了解既往妊娠、分娩史。了解本次妊娠有无妊娠合并症等。

2. 身体状况

（1）协调性子宫收缩乏力：子宫收缩具有正常的节律性、对称性和极性，宫缩持续时间短，间歇时间长且不规律，宫缩每 10 min < 2 次，子宫收缩力弱，宫缩最强时按压子宫肌壁仍有凹陷，宫腔内压力常 < 15 mmHg，使宫口不能以正常速度扩张，出现产程延长或停滞，又称低张性子宫收缩乏力。根据发生时期分为原发性和继发性。原发性子宫收缩乏力是指产程开始即出现宫缩乏力；继发性子宫收缩乏力是指产程开始子宫收缩正常，只是在产程进展到某阶段而出现的子宫收缩乏力。协调性子宫收缩乏力多为继发性宫缩乏力。

（2）不协调性子宫收缩乏力：子宫收缩失去了正常的节律性、对称性，极性倒置。宫缩兴奋点不是起自两侧子宫角，而是来自子宫下段的一处或多处，节律不协调；宫缩时，中段或下段强，而宫底部不强，宫缩间歇期子宫肌层不能完全松弛，又称高张性子宫收缩乏力。多属原发性宫缩乏力。这种宫缩不能使宫颈口扩张和胎先露下降，属无效宫缩。产妇自觉下腹部持续性疼痛，拒按，精神紧张，烦躁不安。重者出现脱水、电解质紊乱、肠胀气、尿潴留，胎盘 – 胎儿循环障碍，胎儿宫内窘迫。

（3）产程曲线异常：子宫收缩乏力，致产程进展受阻，常见的产程异常有以下几种。①潜伏期延长。从规律性宫缩开始至宫口扩张 3 cm 称为潜伏期。初产妇潜伏期正常约需 8 h，最长时限 16 h，超过 16 h 称潜伏期延长。②活跃期延长。从宫口扩张 3 cm 至宫口开全称活跃期。初产妇活跃期正常约需 4 h，最长时限 8 h，超过 8 h 称活跃期延长。③活跃期停滞。进入活跃期后，宫口不再扩张达 2 h 以上，称活跃期停滞。④第二产程延长。初产妇超过 2 h，经产妇超过 1 h 尚未分娩，称第二产程延长。⑤第二产程停滞。第二产程达 1 h 以上胎头下降无进展，称第二产程停滞。⑥胎头下降延缓。活跃期晚期及第二产程胎头下降速度初产妇每小时小于 1 cm，经产妇小于 2 cm，称胎头下降延缓。⑦胎头下降停滞。活跃期晚期胎头停留在原处不下降达 1 h 以上，称胎头下降停滞。⑧滞产。总产程超过 24 h 者。

以上产程进展异常，可单独存在，也可以合并存在。

（4）对母儿影响：①对产妇的影响。可导致产妇体力损耗、产道损伤、产后出血、产后感染、生殖道瘘等。②对胎儿、新生儿的影响。可出现胎儿宫内窘迫或死产、新生儿窒息、产伤及感染。

3. 心理社会支持状况

由于产程长，产妇及家属表现出过度焦虑、恐惧，担心母儿安危，对经阴道分娩失去信心，请求医护人员帮助，尽快结束分娩。

4. 辅助检查

（1）实验室检查：血液生化检查可出现电解质紊乱、二氧化碳结合力下降，尿液检查可出现尿酮体阳性。

（2）胎心音监测：用胎儿电子监护仪监测宫缩的节律性、强度和频率，了解胎心音改变与宫缩的关系。协调性宫缩乏力胎心音变化出现较迟，而不协调性宫缩乏力较早出现胎心音改变。

（3）Bishop 宫颈成熟度评分：利用 Bishop 宫颈成熟度评分法来估计人工破膜加强宫缩的效果。该评分法满分为 13 分（表 3 - 2）。

表 3 - 2　Bishopi 评分法

指标	分数			
	0	1	2	3
宫口开大	0	1 ~ 2	3 ~ 4	5 ~ 6
宫颈管消失	0 ~ 30	40 ~ 50	60 ~ 70	80 ~ 100
先露位置（坐骨棘水平 = 0）	- 3	- 2	- 1 ~ 0	+ 1 ~ + 2
宫颈硬度	硬	中	软	
宫口位置	后	中	前	

5. 主要处理措施

（1）协调性子宫收缩乏力：找出原因，排除头盆不称、产道狭窄、胎位异常后，针对原因加强宫缩。①一般处理。鼓励多进食，纠正酸中毒，给予镇静剂。②加强宫缩。人工破膜或静脉滴注缩宫素。③第二产程无头盆不称，可加强宫缩，双顶径已通过坐骨棘平面，可产钳助产，否则行剖宫产术。④第三产程肌注缩宫素，预防产后出血。

（2）不协调性子宫收缩乏力：停滞一切操作，酌情给予镇静剂，恢复子宫收缩的协调性后，按协调性宫缩乏力处理，但在恢复协调性宫缩之前，严禁使用宫缩剂。经处理，子宫收缩协调性未能恢复，或出现胎儿宫内窘迫，或伴有头盆不称，应行剖宫产。

（二）护理诊断

（1）疲乏与孕妇体力消耗、产程延长有关。

（2）感染与产程延长、胎膜破裂时间较长及多次肛查有关。

（3）疼痛与不协调性子宫收缩有关。

（4）焦虑与担心自身及胎儿安全有关。

（三）护理目标

（1）产妇能在产程中保持良好的体力。

（2）产妇不发生感染等并发症。

（3）不协调性宫缩得到纠正。

（4）产妇焦虑减轻。

（四）护理措施

有头盆不称或胎位异常，估计不能或从阴道分娩困难者，应及时做好剖宫产的术前准备；无头盆不称和胎位异常，估计能从阴道分娩者应做好以下护理。

（五）一般护理

（1）休息：指导产妇安静休息，关心、安慰产妇，消除精神紧张和恐惧心理；鼓励产妇深呼吸，可背部按摩，腹部划线式按摩减轻疼痛。必要时遵医嘱缓慢静脉注射地西泮 10 mg 或肌内注射哌替啶 100 mg。

（2）饮食：鼓励产妇多进易消化、高热量饮食，摄入量不足者应按医嘱给予静脉补充液体和能量，纠正水、电解质紊乱和酸碱平衡失调。

（3）大小便：初产妇宫颈口开大不足 3 cm、无灌肠禁忌证者，可给予温肥皂水灌肠，促进肠蠕动，排出粪便和积气，可刺激子宫收缩。嘱产妇 2 ~ 4 h 排尿一次，保持膀胱空虚状态，排尿困难者，先诱导排尿，无效时应予导尿。

（六）病情观察

严密观察宫缩、胎心率、产妇的生命体征、宫口扩张及先露下降的情况，了解产程进展。及时发现异常宫缩并确定其类型并给予纠正。

（七）不同类型的子宫收缩乏力的护理

1. 协调性子宫收缩乏力

（1）第一产程的护理。

1）改善全身情况：同一般护理。

2）加强子宫收缩：经一般护理后 2 ~ 4 h 后仍宫缩乏力，且排除头盆不称、胎位异常和骨盆狭窄，无胎儿窘迫，子宫无瘢痕，可按医嘱选用以下方法加强宫缩。①针刺穴位。通常针刺合谷、三阴交、太冲、关元、中极等穴位。②刺激乳头。③人工破膜。宫口扩张 3 cm 或以上、无头盆不称、胎头已衔接者，排除脐带先露后，可在宫缩间歇时行人工破膜，以使胎头直接紧贴子宫下段及宫颈引起有效的反射性宫缩。④缩宫素静脉滴注。先用 0.9% 生理盐水 500 mL 静脉滴注，调节为 4 ~ 5 滴/min，然后加入缩宫素 2.5 U，摇匀，每隔 15 min 观察 1 次子宫收缩、胎心、血压和脉搏，并记录。根据宫缩情况调节滴速，一般不宜超过 40 滴/min，使子宫收缩持续 40 ~ 60 s，间隔 2 ~ 3 min。使用缩宫素必须有专人监护，若出现 10 min 内宫缩超过 5 次，宫缩持续 1 min 以上，或胎心率有变化，应立即停止滴注。如有血压升高，应减慢滴速。胎儿前肩娩出前禁止肌内注射缩宫素。⑤前列腺素的应用。常用米索前列醇 200 μg/片，可口服，或肛塞或置于阴道后穹隆。但应严格掌握其适应证与禁忌证。

3）剖宫产术的准备：经上述处理产程无进展，或出现胎儿宫内窘迫、产妇体力衰竭等，应做好剖宫产术的术前准备。

（2）第二产程的护理：如无头盆不称可加强子宫收缩，如胎头双顶径已通过坐骨棘水平，行阴道助产，做好抢救新生儿的准备。

（3）第三产程的护理：为预防产后出血及感染。当胎儿前肩娩出时，遵医嘱给予宫缩剂肌注或静脉滴注，产后使用抗生素防治感染。

2. 不协调性子宫收缩乏力

停滞一切操作和缩宫素的使用，遵医嘱给予哌替啶 100 mg 或地西泮 10 mg 肌内注射，让产妇充分休息后不协调性宫缩多能恢复为协调性宫缩。恢复后若子宫收缩仍弱，按协调性宫缩乏力处理。在宫缩恢复为协调性宫缩之前，严禁使用缩宫素。经上述处理，若不协调性宫缩未能纠正，或伴胎儿宫内窘迫，或头盆不称，均应行剖宫产术，并做好抢救新生儿的准备。

（八）心理护理

产程中重视产妇的心理感受及情感诉说，对其顾虑给予解释及支持，用语言性或非语言性沟通技巧表达关心，使产妇树立分娩信心。鼓励家属提供持续性心理支持。

（九）健康指导

（1）重视产前宣教，使孕妇了解分娩是生理过程，树立分娩的信心。

（2）开展陪伴分娩，消除孕妇进入产房的不安情绪。

（3）加强营养，增强产妇体力，预防子宫收缩乏力发生。

（4）注意卫生，清洗外阴，勤换衣。学会观察产后恶露，及时发现异常。

（5）科学喂养新生儿，能初步辨别新生儿是否异常。

（十）护理评价

（1）产妇是否能在产程中保持良好的体力。

（2）产妇是否发生感染等并发症。

（3）产妇疼痛是否减轻，能否积极配合。

（4）产妇焦虑是否减轻。

二、宫缩过强产妇的护理

子宫收缩过强是指宫缩持续时间超过正常时限，宫缩间歇时间短，宫缩时产生的宫内压力过强。根据是否保持子宫收缩原有特性，分为协调性子宫收缩过强和不协调性子宫收缩过强。协调性子宫收缩过强，根据产道有无梗阻，表现为急产（无梗阻）和病理缩复环（有阻力时）；不协调性子宫收缩过强根据子宫肌纤维发生的范围分为强直性子宫收缩（子宫全部肌肉）和子宫痉挛性狭窄环（子宫局部肌肉）。

（一）护理评估

1. 健康史

（1）发病原因：评估临产后产妇有无精神紧张、过度疲劳、分娩过程中有无发生梗阻、有无胎盘早剥血液浸润子宫肌层以及不适当地应用宫缩剂或粗暴地进行阴道内操作等诱发因素。

（2）询问相关病史：详细询问阵痛开始的时间、程度，以及胎动的情况。认真查看产前检查的各项记录，了解经产妇既往有无急产史及骨盆狭窄。

2. 身体状况

（1）协调性宫缩过强：表现为子宫收缩有节律性、对称性和极性，仅子宫收缩力过强、过频（10 min 内宫缩 ≥5 次），宫腔内压力 ≥60 mmHg。宫口扩张速度 ≥5 cm/h（初产妇）或 10 cm/h（经产妇），如产道无阻力，宫口在短时间内开全，分娩在短时间内结束，总产程不足 3 h 称为急产，多见于经产妇，产妇往往有痛苦面容，不断喊叫。若产道梗阻，可发生病理性缩复环，甚至子宫破裂。

（2）不协调性宫缩过强

1）强直性子宫收缩：是由于宫颈口以上子宫肌纤维出现强烈收缩，失去节律性，宫缩间歇极短或无明显间歇。产妇持续性腹痛、烦躁不安、拒按，胎位触诊不清，胎心音听不清。有时可在脐下或平脐处见一环状凹陷，即病理性缩复环，为先兆子宫破裂的征象。

2）子宫痉挛性狭窄环：指子宫局部肌肉呈痉挛性不协调性收缩所形成的环状狭窄，持续不放松。狭窄环可发生在宫颈、宫体的任何部位，多在子宫上下段交界处，也可在胎体的某一狭窄部如胎颈、胎腰处。产妇持续性腹痛、烦躁，宫颈扩张缓慢，胎先露下降停滞，胎心率不规则。此环特点是不随宫缩上升，需与病理性缩复环鉴别。阴道检查宫腔内可触及狭窄环。

（3）对母儿影响：①对母体的影响。协调性宫缩过强造成急产，可致初产妇宫颈、阴道、会阴撕裂；接产时来不及消毒可导致产褥感染；若有梗阻可发生子宫破裂；产程延长易致产妇衰竭，增加手术产的机会；产后子宫肌纤维缩复不良可发生胎盘滞留或产后出血。②对胎儿及新生儿影响。过强、过频的宫缩影响子宫胎盘血液循环，胎儿在宫内缺氧，易发生胎儿窘迫、新生儿窒息或死亡。胎儿娩出过快，使胎头在产道内受到的压力突然解除，可致新生儿颅内出血。此外，分娩准备不充分，接生来不及消毒，易发生新生儿感染、坠地骨折及外伤。

3. 心理社会支持状况

产妇疼痛难忍，常表现出烦躁不安、恐惧，担心自身及胎儿安危。

4. 辅助检查

胎儿电子监护仪监测宫缩及胎心音的变化。

5. 主要处理措施

（1）急产：预防为主，有急产史的孕妇，预产期前 1~2 周待产。临产后慎用缩宫药物及其他促进宫缩的处理方法，不灌肠，提前做好接产及抢救新生儿窒息的准备。对于已发生产程进展过速的产妇，可指导产妇每次宫缩时张口哈气，避免使用腹压，减缓分娩速度，为消毒会阴、做好接生准备赢得时间。如果分娩不可避免时，护理人员可采取紧急接生方法。对来不及消毒及新生儿坠地者，新生儿应肌注维生素 K，预防颅内出血，并尽早肌内注射破伤风抗毒素 1500 U 和抗生素预防感染。产后仔细检查软产道。

（2）强直性子宫收缩：及时给予宫缩抑制剂，如 25% 硫酸镁 20 mL 加入 25% 葡萄糖液 20 mL 缓慢静脉推注。有先兆子宫破裂或产道有梗阻，应立即行剖宫产。

（3）子宫痉挛性狭窄环：寻找并及时纠正原因。停止一切刺激，如禁止阴道内操作，停用缩宫素。若无胎儿窘迫的征象，可给予镇静剂如哌替啶或吗啡，一般可消除异常宫缩。当子宫恢复正常时，可行阴道助产或等待自然分娩。若环不能松解，宫口未开全，胎先露部高，或伴有胎儿窘迫的征象均应行剖宫产术。

（二）护理诊断

（1）疼痛与过频过强的子宫收缩有关。

（2）焦虑与担心自身和胎儿安危有关。

（3）母儿受伤与产程过快造成产妇软产道损伤、新生儿外伤有关。

（4）潜在并发症：子宫破裂、产后出血、产褥感染。

（三）护理目标

（1）产妇过频过强的子宫收缩得到纠正。

（2）产妇焦虑减轻，能配合处理。

（3）减少母儿受伤。

（4）避免潜在并发症发生。

（四）护理措施

1. 一般护理

宫缩过强或急产史者不宜灌肠。产妇有排便感时应先查宫口的大小及先露的高低，需有人陪伴，以免出现在厕所分娩对母儿造成伤害。宫缩过强时，提供缓解疼痛的措施，如深呼吸、变换体位、腹部按摩，嘱产妇做深呼吸，不要大喊大叫，宫缩间歇时注意休息，保证良好体力。协助产妇擦汗与饮水，及时更换汗湿的衣服及床单。

2. 病情观察

严密观察宫缩、胎心音、产程进展及子宫的轮廓，子宫下段有无压痛，有无血尿，发现异常及时报告医生。

3. 不同类型的子宫收缩过强的护理

（1）协调性子宫收缩过强：①产前。详细了解孕产史，凡有急产史的孕妇，嘱其在预产期前 1~2 周不宜外出，应提前 2 周入院待产。②临产后。不应灌肠，提前做好接产及抢救新生儿窒息的准备工作。嘱产妇左侧卧位休息，不要向下屏气，有排便感时，先行阴道检查，判断宫口扩张及胎先露下降情况预防意外。指导产妇于每次宫缩时不屏气，应张嘴哈气，减缓分娩速度，为消毒会阴、做好接生准备赢得时间。接生时应注意保护会阴，严格无菌操作，但不得强压胎头，以免造成子宫破裂或新生儿颅内出血。③胎儿娩出后。认真检查软产道，及时发现软产道裂伤并予缝合。新生儿娩出后遵医嘱使用维生素 K，预防颅内出血，用抗生素预防感染，观察子宫收缩、阴道出血情况。④如产道阻力大或有头盆不称，则可能导致子宫破裂，应立即停用缩宫剂；遵医嘱迅速给予解痉、镇静药物、宫缩抑制剂，如 25% 硫酸镁 20 mL 加入 25% 葡萄糖液 20 mL 缓慢静脉推注，不少于 5 min，或用利托君 100 mg 加入 5% 葡萄糖 500 mL 中静脉滴注；给氧；作好剖宫产术及新生儿抢救的准备。

（2）不协调性子宫收缩过强：立即停止产科操作，停用宫缩剂，协助医生查明原因。若无胎儿窘迫，遵医嘱使用镇静剂，如哌替啶 100 mg、吗啡 10 mg 肌内注射，也可以用宫缩抑制剂，使狭窄环缓解，多能自然分娩或阴道助产娩出。若经上述处理无效，子宫痉挛性狭窄环不能缓解，宫口未开全，胎先露高，或伴有胎儿窘迫征象，或属梗阻性难产，应立即行剖宫产结束分娩。

4. 心理护理

提供陪伴分娩，多给予关心和指导，消除紧张焦虑心理。及时向产妇和家属提供产妇的信息，说明产程中可能出现的问题及采取的措施，以减轻焦虑，取得他们的理解和配合。

5. 健康指导

嘱有急产史的产妇提前 2 周住院待产，避免造成损失和意外；指导产妇产后注意观察宫体复旧、恶露、生命体征等情况，并嘱产妇注意外阴清洁，提供避孕指导。

（五）护理评价

（1）产妇是否能应用减轻疼痛的常用技巧，疼痛是否减轻。

（2）产妇焦虑是否减轻，产妇是否发生子宫破裂等并发症。

（3）产妇是否发生软产道损伤，新生儿是否有窒息、颅内出血等发生。

（4）母婴是否有并发症发生。

第四节
胎位异常产妇的护理

胎位异常是造成难产的常见因素之一。枕前位为正常胎位，约占 90%，其余均为异常胎位，约占 10%，包括胎头位置异常（持续性枕横位、枕后位、面先露、胎头高直位、前不均倾位等）、臀先露、肩先露、复合先露等。胎位异常中臀位及枕后位最常见。

一、头位性难产产妇的护理

（一）持续性枕后位或枕横位

在分娩过程中，胎头以枕后位或枕横位衔接，在下降过程中，胎头枕部因强有力的宫缩绝大多数能向前旋转 135° 或 90°，转成枕前位以最小的径线通过产道自然分娩，若胎头枕骨持续不能转向前方，至中骨盆及盆底仍然位于母体骨盆后方或侧方，使分娩发生困难者，称持续性枕后位或枕横位。持续性枕后位/枕横位在头位难产中发生率最高。发生率 5% 左右。

（二）分娩机制

1. 持续性枕后位

在无头盆不称及产力正常的情况下，多数枕后位向前旋转 135°，以枕前位娩出，或向前转 45° 以枕横位娩出。少数向后旋转 45° 成正枕后位。其分娩方式有以下两种情况。

（1）胎头俯屈较好：胎头继续下降，前囟先抵达耻骨联合下方时，以前囟为支点胎头继续俯屈，使顶部及枕部自会阴前缘娩出，继而胎头仰伸，额、鼻、口、颏相继由耻骨联合下娩出。此种方式为枕后位经阴道分娩最常见的方式，多见于产力强、胎儿小、骨盆大的产妇。

（2）胎头俯屈不良：胎儿的额部先露出于耻骨联合下方，逐渐娩出鼻根部，以鼻根部为支点，胎头俯屈，从会阴前缘娩出前囟，头顶及枕部，然后胎头仰伸，使鼻、口、颏相继由耻骨联合下娩出，最后胎头全部娩出。由于以较大的枕额周径旋转，胎儿娩出更加困难，多需产钳助产，但忌用胎头吸引器助产。

2. 持续性枕横位

枕横位胎头可向前旋转90°以枕前位娩出，部分枕横位在下降过程中无内旋转动作或枕后位胎头枕部向前旋转45°而成持续性枕横位，虽然也能从阴道分娩，但多数需用手或借胎头吸引器将胎头转呈枕前位娩出。

（三）护理评估

1. 健康史

（1）发病原因：评估孕妇的骨盆形态、大小、有无胎头俯屈不良、子宫收缩乏力、头盆不称、膀胱充盈、前置胎盘、宫颈肌瘤等影响胎头下降、俯屈及内旋转的因素存在。骨盆形态、大小异常是发生持续性枕后位、枕横位的重要原因，常发生于男性骨盆或类人猿骨盆。

（2）询问相关病史：查询产前检查结果，了解骨盆及胎儿发育情况。

2. 身体状况

（1）症状

1）协调性宫缩乏力：临产后胎头衔接较晚及俯屈不良，胎先露不易紧贴子宫下段及宫颈内口，常导致协调性宫缩乏力及宫口扩张缓慢。多表现活跃期晚期及第二产程延长。

2）过早屏气：因枕骨持续位于骨盆后方压迫直肠，产妇自觉肛门坠胀及排便感，致使宫口尚未开全时过早屏气使用腹压。

3）宫颈水肿：宫口尚未开全时过早使用腹压，导致宫颈被压迫在胎先露与骨盆之间，血液循环受阻，导致宫颈前唇水肿，影响宫口扩张。

4）产程延长：持续性枕后位、枕横位常致活跃晚期及第二产程延长。

（2）腹部检查：在宫底部触及胎臀，胎背偏向母体后方或侧方不易触及，在对侧明显触及胎儿肢体。若胎头已衔接，有时可在耻骨联合上方扪到胎儿颏部。枕横位时胎心在脐下一侧偏外方听得最响亮，枕后位时因胎背伸直，前胸贴近母体腹壁，胎心在胎儿肢体侧的胎胸部位也能听到。

（3）阴道检查：枕后位时盆腔腔后部空虚。胎头矢状缝位于骨盆斜径上，前囟在骨盆右前方，后囟（枕部）在骨盆左后方则为枕左后位，反之为枕右后位。若胎头矢状缝位于骨盆横径上，后囟在骨盆左侧方，则为枕左横位，反之为枕右横位。当出现胎头水肿，颅骨重叠，囟门触不清时，借助胎儿耳郭及耳屏位置及方向判定胎位，若耳郭朝向骨盆后方，诊断为枕后位；若耳郭朝向骨盆侧方，诊断为枕横位。

（4）对母儿影响：①对产妇的影响。持续性枕后位/枕横位导致继发性宫缩乏力，使产程延长，常需手术助产，手术助产容易发生软产道损伤，增加产后出血及感染机会。若胎头长时间压迫软产道，可发生缺血坏死，形成生殖道瘘。②对胎儿的影响。第二产程延长和手术助产机会增多，常出现胎儿窘迫和新生儿窒息，提高了围生儿死亡率。

3. 心理社会支持状况

持续性枕后位、枕横位导致继发性宫缩乏力、产程延长，使产妇体力消耗，产妇及家属常因不能尽快分娩而焦虑不安。同时又担心手术助产可能对母儿造成不利影响。

4. 辅助检查

B 型超声检查可以根据胎头眼眶及枕部位置准确探清胎头位置以明确诊断。

5. 主要处理措施

骨盆无异常、胎儿不大时可以试产。试产过程中，应严密观察产程。注意胎头下降、宫口扩张、产妇全身情况及宫缩强度和胎心变化。宫口未开全出现胎儿窘迫应行剖宫产结束分娩。

（四）护理诊断

（1）疲乏与过早屏气用力、产程延长、进食少、睡眠不足有关。

（2）焦虑与担心母儿安全、害怕手术有关。

（3）受伤与产程延长、手术产有关。

（五）护理目标

（1）产妇精神饱满，积极配合医生处理。

（2）产妇情绪稳定，焦虑感减轻。

（3）避免母儿受伤。

（六）护理措施

1. 一般护理

鼓励产妇进食，保证产妇充分营养与休息。若有情绪紧张，睡眠不好给予哌替啶或地西泮肌内注射。嘱产妇每 2 h 排空膀胱一次，减少膀胱充盈阻碍胎头下降。

2. 病情监护

严密观察产程与胎心情况，注意胎头下降程度、子宫颈扩张程度、子宫收缩强弱，及早发现宫缩乏力。

3. 产科处理配合

（1）第一产程：保持产妇充沛的精力，大多数枕后位可转成枕前位。指导产妇卧向胎背的对侧，以利于胎头的枕部转向前方，也可减轻背部压痛。宫口开大 3 ~ 4 cm，产程停滞，排除头盆不称可行人工破膜；若产力欠佳，静脉滴注缩宫素。在试产过程中，若产程无明显进展，胎头较高或出现胎儿宫内窘迫征象，应考虑行剖宫产结束分娩。宫口开全之前，嘱产妇勿过早屏气用腹压，以免引起宫颈前唇水肿，影响产程进展。

（2）第二产程：若第二产程进展缓慢，初产妇已近2 h，经产妇已近1 h，应行阴道检查。当胎头双顶径已达坐骨棘平面或更低时，可徒手将胎头枕部转向前方；若转成枕前位有困难时，也可向后转成正枕后位，再作较大的会阴侧斜切开以产钳助产。若胎头位置较高，疑有头盆不称，则需行剖宫产结束分娩。

（3）第三产程：因产程延长，容易发生产后宫缩乏力，故胎儿娩出后应立即静注或肌内注射子宫收缩剂，以防产后出血。认真检查软产道，有软产道裂伤者，应及时修补，并给予抗生素预防感染。新生儿应重点监护，按手术产新生儿护理。

4. 心理护理

向产妇及家属详细解释异常分娩的原因及处理措施，使产妇知道手术助产或剖宫产的必要性，分娩过程中全程陪伴分娩，关心、体贴产妇，缓解焦虑和紧张心理，以取得配合。

5. 健康指导

向产妇及家属详细介绍异常分娩的相关知识，使产妇知道手术助产或剖宫产的必要性，为产妇提供新生儿护理指导。

（七）护理评价

（1）产妇精神是否饱满，体力是否充沛。

（2）产妇焦虑是否减轻，情绪是否稳定。

（3）产妇及新生儿有无损伤。

二、臀位产妇的护理

臀先露是最常见的异常胎位，占妊娠足月分娩总数的3%～4%。由于胎头较胎臀大，分娩时胎头后出又无明显颅骨变形，往往造成胎头娩出困难，加之脐带脱垂较多见，使围生儿死亡率明显增高。臀先露以骶骨为指示点，有骶左（右）前、骶左（右）横、骶左（右）后6种胎方位。根据胎儿下肢所取的姿势分为以下3种：①单臀先露或腿直臀先露。胎儿双髋关节屈曲，双膝关节伸直，先露为臀部，最多见。②完全臀先露或混合臀先露。胎儿双髋关节及膝关节均屈曲，先露为臀和双足，较多见。③不完全臀先露。以一足或双足，一膝或双膝为先露，较少见。

（一）臀位的阴道分娩机制

臀位分娩时，较小且软的胎臀不足以使产道充分扩张，径线最大的胎头最后娩出，容易发生后出胎头困难。故在娩出胎臀、胎肩、胎头时需按一定的机制适应产道的条件，下面以骶右前位为例加以阐述。

1. 胎臀的娩出

臀先露入盆时以股骨粗隆间径衔接于骨盆右斜径，胎臀逐渐下降，前髋稍低，当前髋抵达骨盆底而遇到阻碍时，即发生内旋转及侧屈动作。此时前髋向母体右侧旋转45°，直达耻骨联合处，使粗隆间径与母体骨盆入口前后径一致，骶骨位于母体的右侧。当胎臀做内旋转时胎体稍侧屈，使后髋能适应产道弯曲度，当前髋达耻骨弓下缘时，胎体侧屈更加明显，使后髋自会阴前缘娩出，当后髋娩出后，胎体稍伸直而使前髋娩出，继之娩出双腿及双足。当臀及下肢娩出后，胎体有外旋转，使胎背转向前方或右前方，相当于胎肩衔接于骨盆右斜径上。

2. 胎肩的娩出

当胎体外旋转时，双肩径衔接于骨盆右斜径或横径上，并沿此径下降，当双肩达骨盆底时，前肩向右旋转45°至耻骨弓下，双肩径和骨盆出口前后径一致，同时胎体侧屈使后肩及后上肢自会阴前缘娩出，接着前肩及前上肢从耻骨弓下娩出。当胎肩娩出时，将胎背逐渐旋转至前方，使胎头枕骨抵达耻骨弓下，以此为支点，以利胎头娩出。

3. 后出儿头的娩出

当胎肩通过会阴时，胎头矢状缝进入骨盆入口左斜径或横径，并沿该径线下降，同时胎头俯屈，枕骨向母体左前方旋转45°，使枕骨朝向耻骨联合，当枕骨下凹处于耻骨弓下时，即以此为支点，由胎头继续俯屈使颏、面及额部相继自会阴前缘娩出，枕部亦自耻骨弓下娩出。

（二）护理评估

1. 健康史

（1）发病原因：评估产妇的骨盆形态、大小、有无狭窄骨盆、盆腔肿瘤、前置胎盘、羊水过多、子宫畸形、胎儿畸形等易导致胎位异常的因素存在。

（2）询问相关病史：了解产妇年龄，生育史，是否为经产妇，腹壁松弛程度。

2. 身体状况

（1）症状：孕妇常感肋下有圆而硬的胎头。由于胎臀不能紧贴子宫下段和宫颈口，常导致宫缩乏力，宫口扩张缓慢，产程延长。因胎臀小于胎头，易出现后出胎头困难，并可伴有胎膜早破、脐带脱垂、胎儿窘迫、新生儿产伤等并发症。围生儿死亡率是枕先露的3～8倍。

（2）腹部检查：子宫呈纵椭圆形，在宫底部可触到圆而硬、按压时有浮球感的胎头，在耻骨联合上方触到不规则、软而宽的胎臀；胎心在脐左（或右）上方听得最清楚。

（3）阴道检查：可触及软而不规则的胎臀或下肢。触及胎足时应与胎手相鉴别。

（4）对母儿影响。

1）对产妇的影响：①产后出血与产褥感染。因胎先露不能紧贴子宫下段和子宫颈内口，发生胎膜早破或继发性宫缩乏力及产程延长，使产后出血与产褥感染的机会增多。②软产道损伤。因后娩胎头，产道扩张不充分，或操作不当，宫口未开全强行牵拉，容易造成阴道、宫颈和子宫下段撕裂。

2）对胎儿及新生儿的影响：①早产。胎臀高低不平，前羊膜囊受压不均，常致胎膜早破，引起早产儿及低体重儿增多。②脐带脱垂。发生脐带脱垂是头先露的 10 倍，脐带受压可致胎儿窘迫甚至死亡。③新生儿产伤。因后娩胎头牵出困难，可造成新生儿窒息、脊柱损伤、脑膜撕裂、臂丛神经损伤、胸锁乳突肌损伤等，导致斜颈及颅内出血。

3. 心理社会支持状况

产前检查为异常胎位（臀先露），产妇及家属因缺乏臀先露的相关知识，在妊娠期不能很好配合纠正胎方位。临产时担心难产及手术对自身和新生儿带来危险，表现出恐惧、焦虑。

4. 辅助检查

B 型超声检查可了解胎产式、胎先露、胎方位、胎儿大小、有无脐带脱垂及胎儿在宫内的情况。

5. 主要处理措施

妊娠期适时纠正胎位，分娩期结合产妇的年龄、产次、骨盆类型、胎儿大小、胎儿是否存活、臀先露的类型以及有无妊娠合并症等综合分析，选择分娩方式。

（三）护理诊断

（1）知识缺乏：缺乏臀位分娩可能对母儿有不良影响的相关知识。

（2）恐惧、焦虑与担心母儿安全有关。

（3）胎儿、新生儿受伤与臀位助产、后娩胎头困难有关。

（四）护理目标

（1）产妇能描述出臀位的危害性并在孕期积极配合纠正。

（2）产妇的焦虑、恐惧感减轻。

（3）避免胎儿、新生儿受伤。

（五）护理措施

1. 一般护理

加强产前检查，尽早发现胎位异常并予以矫正。若矫正失败，提前 1~2 周入院。注意卧床休息，临产后，尽量减少肛查及不必要的阴道检查，严禁灌肠，避免胎膜早破。

2. 病情监护

临产过程中，密切注意观察宫缩、胎心率及产程进展，观察有无分娩异常及胎儿宫内窘迫。胎膜破裂时，注意是否出现胎心变化，发现脐带脱垂及时处理。

3. 产科处理配合

（1）妊娠期：正确指导孕妇配合矫正胎位。于妊娠 30 周前，臀先露多能自行转为头先露，若妊娠 30 周后仍为臀先露应予以矫正。①膝胸卧位。让孕妇排空膀胱，松解裤带，取膝胸卧位，每日 2 次，每次 15 min，连续做 1 周后复查。②艾灸或激光照射至阴穴：每日 1 次，每次 15~20 min，5 次为一疗程。

（2）分娩期：应根据产妇的年龄、胎次、骨盆类型、胎儿大小、胎儿是否存活、臀先露类型以及有无合并症等决定分娩方式。

1）剖宫产的指征：骨盆狭窄、软产道异常、胎儿体重 >3500 g、胎儿窘迫、胎膜早破、脐带脱垂、高龄初产、有难产史、不完全臀先露等。做好剖宫产的术前准备。

2）决定经阴道分娩时的处理：①第一产程。嘱产妇左侧卧，避免站立走动。少作肛查，禁止灌肠，尽量避免胎膜早破。一旦破膜，应立即听取胎心音。若胎心音变慢或变快，立即行阴道检查，了解有无脐带脱垂。若有脐带脱垂，胎心音尚好，宫口未开全，为抢救胎儿应立即行剖宫产术。若无脐带脱垂，可严密观察胎心及产程进展。当宫口开大至 4~5 cm 时，若阴道口见胎足，应采取"堵"外阴的方法。当宫缩时用无菌巾垫以手掌堵住阴道口，让胎臀下降，待宫口开全及阴道充分扩张后才让胎臀娩出，此法有利于后出胎头娩出顺利。②第二产程。接产前，应导尿排空膀胱。初产妇一般应在会阴侧斜切开术后行臀位助产术，即当胎臀自然娩出至脐部后，胎肩及胎头由接生者协助娩出。脐部娩出后，一般应在 2~3 min 娩出胎头，最长不超过 8 min。③第三产程。产程延长易并发宫缩乏力性产后出血。胎盘娩出后，应肌注缩宫素或前列腺素制剂，防止产后出血。产后仔细检查软产道，有裂伤及时缝合，并给予抗生素预防感染。

4. 心理护理

向产妇及家属详细解释臀先露分娩时对母儿的影响，并让其明确矫正臀先露的方法及必要性。分娩过程中全程陪伴分娩，关心、体贴产妇，缓解焦虑和紧张心理，以取得配合。

5. 健康指导

加强产前检查，妊娠 30 周后发现臀位应及时给予矫正。明确矫正臀位的方法及必要性。若臀位未能矫正者应提前入院待产，选择适当的分娩方式。

（六）护理评价

（1）产妇能否叙述臀位分娩可能对母儿的不良影响。

（2）产妇恐惧、焦虑是否减轻或消失。

（3）胎儿及新生儿有无并发症发生或得到及时纠正。

三、横位产妇的护理

胎体纵轴与母体纵轴相垂直，胎体横卧于骨盆入口之上，先露部为肩，称肩先露，又称横位。占妊娠足月分娩总数的 0.25%，是一种对母儿最不利的胎位，除死胎及早产的胎体可折叠自然娩出外，足月活胎不能经阴道自然娩出。横位多发生于胎头衔接受阻，如骨盆狭窄、前置胎盘、子宫肌瘤、盆腔肿瘤或胎儿活动范围过大（如腹壁松弛的经产妇、双胎、羊水过多、早产）等情况。因先露部高浮于骨盆入口，致宫缩乏力，胎膜早破，脐带脱垂。当胎膜破裂后，羊水流出，胎体紧贴宫壁，宫缩转强，胎肩被挤入盆腔，胎臂可脱出于阴道口外，而胎头和胎体则被阻于骨盆入口之上，称为忽略性或嵌顿性肩先露。如不及时处理，容易造成子宫破裂，威胁母儿生命。

腹部检查的特点：子宫轮廓呈横椭圆形，子宫底的高度低于同期妊娠的周数，子宫横径宽，宫底部和耻骨联合上方空虚，于腹部两侧触及胎儿的头臀两极。胎膜破裂后行阴道检查可触及胎儿的肩峰、肋骨、肩胛和腋窝。

B 型超声检查能准确探清肩先露，并确定具体的胎位。

妊娠期发现肩先露应予以矫正，矫正方法、时间同臀位。若胎位矫正无效，应提前住院，于临产前择期行剖宫产术结束分娩。若出现先兆子宫破裂或子宫破裂征象，无论胎儿是否存活，宫口是否开全均应立即行剖宫产术。如宫腔感染严重，应同时切除子宫。如胎儿已死或有明显畸形，无先兆子宫破裂征象，若宫口近开全，在全麻下行断头术或碎胎术。

第四章

孕产妇常见疾病护理

第一节
流产的护理

流产是指妊娠不足 28 周，胎儿体重不足 1000 g 而终止者。流产发生在 12 周以前者称为早期流产，发生在 12 周至不满 28 周者称为晚期流产。流产分为自然流产和人工流产，本节介绍自然流产。自然流产发生率占全部妊娠的 31% 左右，多数为早期流产。

一、护理评估

1. 健康史

（1）发病原因：染色体异常是自然流产特别是早期流产的主要原因，孕妇接触有害物质、黄体功能不足、生殖器官疾病、患某些急慢性疾病、身体或精神创伤等亦可导致流产。

（2）询问相关病史：孕妇月经史、停经时间、早孕反应、阴道流血及有无胚胎排出、腹痛出现的时间等情况。

2. 身体状况

流产的主要症状为停经后阴道流血和下腹痛。根据就诊时的表现不同，流产可分为以下类型（表 4 - 1）。

表 4 - 1 各类流产的身体状况及治疗原则

类型	身体状况				辅助检查		处理原则
	阴道流血	腹痛	宫口	子宫大小	尿 HCG	B 超	
先兆流产	少	无或轻	未开	=孕月	（＋）	有胎心	保胎
难免流产	增多	加剧	开大	≤孕月	（±）	无胎心	清宫
不全流产	持续	持续	开大	<孕月	（－）	无胎心	清宫
完全流产	停止	无	关闭	≥正常	（－）	无胚胎	对症

（1）先兆流产：停经后阴道少量流血，常少于月经量，无腹痛或轻微下腹痛。妇科检查：宫口未开，子宫大小与停经周数相符。检查尿 HCG 阳性。

（2）难免流产：一般由先兆流产发展而来。指流产已不可避免，阴道流血增多，阵发性腹痛加重，胎膜破裂可见阴道流水。妇科检查：宫颈口已开大，有时在宫颈口内可见胚胎样组织或羊膜囊堵塞，子宫大小与停经周数相符或略小。检查尿 HCG 阳性或阴性。

（3）不全流产：指妊娠组织部分已排出体外，部分仍残留在子宫腔内。其特点是子宫不能很好收缩，阴道持续流血不止，甚至导致失血性休克及感染机会增加。妇科检查：宫颈口扩张，常有胚胎堵塞于宫颈口或部分组织已排到阴道内，子宫小于停经周数。检查尿 HCG 阴性。

（4）完全流产：指妊娠组织已全部排出。阴道流血逐渐停止，腹痛逐渐消失。妇科检查：宫颈口关闭，子宫接近正常大小。检查尿 HCG 阴性。

（5）稽留流产：又称过期流产。指胚胎在宫腔内已死亡一定时间尚未自然排出者。表现为早孕反应消失，子宫不再增大反而缩小，若是孕中期，胎动也消失。妇科检查：宫颈口未开，子宫小于妊娠周数。如死胎稽留过久，发生机化，与宫壁粘连不易剥离，且坏死组织释放凝血活酶进入母体血循环可引发弥散性血管内凝血（DIC）。检查尿 HCG 阴性。

（6）复发性流产：又称习惯性流产。指连续自然流产 3 次或 3 次以上者。多数专家认为连续发生 2 次流产即应引起重视并评估。特征是每次流产多发生在同一妊娠月份，其临床表现过程与一般流产相同。

（7）流产合并感染：在各种类型的流产过程中合并了感染，尤其是不全流产，因其阴道流血时间长、有组织残留于宫腔内等，引起宫腔内感染机会增加。流产合并感染如不及时治疗，可引起盆腔炎、腹膜炎、败血症及感染性休克等。

3. 心理社会支持状况

由于腹痛及反复阴道流血，孕妇感到焦虑不安，担心能否继续妊娠，害怕大出血危及生命安全。

4. 辅助检查

（1）实验室检查：流产患者血或人绒毛膜促性腺激素（HCG）放射免疫法测定，显示异常。稽留流产患者凝血功能异常。

（2）B 超检查：可显示有无胎囊、胎动、胎心等，以确定胚胎或胎儿是否存活，有助于诊断流产、鉴别其类型及指导处理。

5. 主要处理措施

根据流产的不同类型给予相应处理。先兆流产给予保胎治疗；难免流产及不全流产应尽快清除宫腔内容物，以防大出血和感染；完全流产一般不需特殊处理，可对症处理；习惯性流产应查明原因，针对病因进行治疗；稽留流产应促使胎儿胎盘尽早排出，术前检查凝血功能并用雌激素以提高子宫敏感性，防止 DIC；流产合并感染者，原则上先控制感染再清宫，若阴道流血多，在抗感染同时用卵圆钳伸入宫腔夹出大块残留组织，使出血量减少，待感染控制后再彻底刮宫。

二、护理诊断

（1）外周组织灌注无效与出血有关。

（2）感染与宫口开大、持续出血有关。

（3）焦虑与疾病发展的不确定性有关。

三、护理目标

（1）孕妇出血得到有效控制，生命体征稳定在正常范围。

（2）感染得到预防或及时发现和控制，体温、血象正常。

（3）情绪稳定，恐惧感减轻，积极配合治疗和护理。

四、护理措施

1. 一般护理

卧床休息，嘱患者清洗外阴每日 2 次，保持清洁，预防感染。注意观察阴道出血及分泌物的性质、颜色、气味等，监测体温、血象，发现感染征象及时报告医生。

2. 不同类型流产给予相应护理

（1）先兆流产及习惯性流产孕妇应绝对卧床休息，禁止性生活，减少刺激性检查避免诱发出血增多，遵医嘱给予保胎药物治疗。

（2）难免流产及不全流产大量阴道流血时，应立即测血压、脉搏，遵医嘱肌注缩宫素促进子宫收缩减少出血，同时迅速建立静脉通道，及时补充血容量，防治休克；及时做好清宫术或引产术的术前准备，术中密切观察生命体征，术后注意观察阴道流血量及子宫收缩情况，宫腔组织物送病理检查。

（3）流产合并感染者嘱其半卧位以防炎症扩散，并注意床边隔离。遵医嘱应用抗生素。

3. 心理护理

对患者说明病情，解释有关治疗及护理措施，稳定情绪，解除焦虑。对先兆流产及习惯性流产患者要增强保胎信心，鼓励积极配合治疗。对已经流产者加强心理支持，帮助其接受事实，尽早恢复正常心态。

4. 健康指导

（1）流产后要保持外阴清洁，禁止盆浴及性生活1个月。

（2）增加营养，纠正贫血，增强机体抵抗力。

（3）清宫术后如阴道流血淋漓不尽，流血量超过月经量，阴道分泌物混浊、有异味，或伴有发热、腹痛，应及时到医院复诊。

（4）指导患者预防流产诱因，为再次妊娠做好准备。

（5）有习惯性流产史的孕妇，要查清原因，积极接受病因治疗，确诊妊娠后应卧床休息，加强营养，禁止性生活，保胎时间应超过以往发生流产的妊娠周数。

五、护理评价

（1）孕妇出血是否得到控制，生命体征是否恢复正常。

（2）感染是否得到及时发现和控制，体温、血象是否恢复正常。

（3）焦虑是否消除或减轻，是否能积极配合治疗。

第二节
早产的护理

早产是指妊娠满 28 周至不满 37 足周之间分娩者。此时娩出的新生儿称早产儿，出生体重多不足 2500 g，身长不足 45 cm，各器官发育尚不成熟。据统计，早产儿约有 15.9% 死于新生儿期，是围生儿死亡的重要原因之一。

一、护理评估

1. 健康史

（1）发病原因：妊娠合并全身急慢性疾病、生殖器官异常、外伤史、过度疲劳、严重的精神创伤及妊娠并发症，如前置胎盘、胎盘早剥、胎儿窘迫、胎膜早破、羊水过多、多胎妊娠等常可致早产。

（2）询问以往有无流产、早产史，注意核实预产期。

2. 身体状况

（1）临床表现：早产与足月分娩过程相似，主要表现为提前到来的临产征象，最初为不规则子宫收缩，伴有少量阴道流血或血性分泌物，继之可发展为规律性子宫收缩，与足月临产相似，并伴有子宫颈管消失和宫颈口扩张。早产多出现胎膜早破。临床上可分为先兆早产和早产临产。

1）先兆早产：有规律性宫缩或不规则宫缩，伴有宫颈管进行性缩短。

2）早产临产：①出现规律性宫缩（20 min ≥4 次或 60 min ≥8 次），伴有宫颈进行性改变。②宫颈扩张 1 cm 以上。③宫颈展平 ≥80%。

（2）早产儿并发症：早产儿分娩时受产道挤压易致颅内出血，因肺发育不成熟易致呼吸窘迫综合征，保暖性差易致硬肿症等。

3. 心理社会支持状况

由于提前分娩，孕妇及家属没有思想及物质准备，同时担心新生儿的安全和健康，多有焦虑不安、自责等情绪反应。

4. 治疗原则及主要措施

若胎膜完整，在母亲和胎儿情况允许下尽量保胎至 34 周。先兆早产者胎儿存活、无宫内窘迫、胎膜未破，原则上应抑制宫缩，预防感染，促进胎肺成熟，尽可能维持妊娠至足月。早产临产即胎膜已破，宫口开大 1 cm 以上，早产已不可避免，应积极预防早产儿并发症，作好分娩的处理，尽力提高早产儿的成活率。

二、护理诊断

（1）潜在早产儿疾病：颅内出血、呼吸窘迫综合征、硬肿症。

（2）焦虑：担心胎儿安全和健康。

三、护理目标

（1）早产儿潜在并发症得到及时预防和处理，胎儿的危险性降至最低。

（2）孕妇焦虑减轻，情绪稳定，积极配合治疗和护理。

四、护理措施

1. 预防早产及早产儿疾病

（1）先兆早产：①绝对卧床休息，取左侧卧位，禁止性生活，勿刺激乳头及腹部，慎做肛查及阴道检查，以免诱发宫缩。②遵医嘱给宫缩抑制剂，常用药物有利托君、沙丁胺醇、硫酸镁等，注意观察药物效果及副作用。③精神高度紧张者遵医嘱给苯巴比妥、地西泮等镇静药物。④严密观察并记录胎心音、宫缩、阴道流血、胎膜破裂等情况，发现异常及时报告医生并配合处理。⑤遵医嘱给地塞米松，以促进胎肺成熟，避免早产儿发生呼吸窘迫综合征。⑥遵医嘱用抗生素预防感染。

（2）早产临产：①常规给孕妇吸氧，慎用镇静剂。②遵医嘱给以宫缩抑制剂延长孕龄 3~7 d，为促进胎肺成熟的治疗和宫内转运赢得时机，对胎膜早破者遵医嘱预防性使用抗生素。③分娩时协助做好会阴切开及阴道助产的准备，以缩短第二产程，预防新生儿颅内出血。④做好早产儿保暖和复苏的准备。⑤加强早产儿的护理。

2. 心理护理

多陪伴孕妇，介绍早产的相关知识，提供充分的心理支持，减轻孕妇及家属的焦虑，消除其内疚感。帮助孕妇尽快适应早产儿母亲的角色。

3. 健康指导

（1）加强孕期保健预防早产：取左侧卧位休息，加强营养，避免创伤，保持身心健康；积极治疗妊娠合并症和并发症；妊娠晚期禁止性交及重体力劳动，预防生殖道感染。

（2）指导孕妇及家属认识早产征象，出现临产先兆及时就诊。

（3）指导产妇及家属掌握早产儿的喂养知识及护理要求。

五、护理评价

（1）早产是否及时发现和正确处理，早产儿并发症是否降到最低。

（2）焦虑是否减轻，是否积极配合治疗和护理。

第三节
异位妊娠的护理

异位妊娠是指受精卵在子宫腔以外的部位着床发育，俗称宫外孕，是妇产科常见急腹症之一，如不及时诊断和处理，可危及生命。异位妊娠发生率为1%，近年有上升趋势。根据受精卵着床部位不同，异位妊娠分为输卵管妊娠、卵巢妊娠、腹腔妊娠、宫颈妊娠、子宫残角妊娠及剖宫产瘢痕妊娠等，其中以输卵管妊娠最多见，占异位妊娠的95%左右。本节主要讨论输卵管妊娠。

输卵管妊娠的发病部位以壶腹部最多见，其次为峡部，伞端和间质部妊娠较为少见。由于输卵管管腔狭小，管壁薄，妊娠时不能形成完整的蜕膜，受精卵植入后不能适应胚胎的生长发育，因此当输卵管妊娠到一定时期可发生流产或破裂，从而引起腹腔内出血，严重者可发生大出血使患者陷入休克。

一、护理评估

1. 健康史

（1）发病原因：慢性输卵管炎是输卵管妊娠最为常见病因。其次，有慢性盆腔炎病史，放置宫内节育器，绝育术、输卵管吻合术、输卵管成形术后等均是诱发输卵管妊娠的高危因素。

（2）询问相关病史：有无停经史，停经时间长短、早孕反应、阴道流血、腹痛出现的时间等详细情况。

2. 身体状况

输卵管妊娠发生流产或破裂之前，患者多无异常征象，其表现同一般妊娠。

（1）症状：①停经。多数患者有6~8周停经史，输卵管间质部妊娠停经可达12周以上；②腹痛。输卵管妊娠流产或破裂时，患者可突感一侧下腹部撕裂样疼痛，常伴有恶心、呕吐，并迅速向全腹扩散，血液积聚在子宫直肠陷凹时可出现肛门坠胀感。

③阴道流血。有少量暗红色阴道流血。④晕厥或休克。严重出血患者可发生，休克程度与腹腔内出血量的多少及出血速度有关，与阴道流血量不成正比。

（2）体征：①出血较多者可有贫血貌及休克征象。②腹部检查。下腹部有明显压痛及反跳痛，尤以患侧为甚，内出血较多时叩诊有移动性浊音。③妇科检查。阴道后穹隆饱满、有触痛，宫颈抬举痛或摇摆痛明显，子宫稍大而软，内出血多时子宫可有漂浮感，子宫一侧或后方可触及边界不清、压痛明显的包块。

3. 心理社会支持状况

由于大出血及剧烈腹痛，患者及家属担心有生命危险而恐惧。胎儿死亡或手术后担心以后的受孕能力而引起悲伤、失落、自责等情绪反应。

4. 辅助检查

（1）阴道后穹隆穿刺：这是一种简单可靠的诊断方法。腹腔内血液易积聚在子宫直肠陷凹，经阴道后穹隆穿刺可抽出暗红色不凝血，说明腹腔内有积血存在。

（2）妊娠试验：用灵敏度高的放射免疫法定量测定血 β-HCG 和酶联免疫法测定尿HCG，均有助于异位妊娠的诊断。

（3）超声检查：B 超检查可见宫腔空虚，附件区可见轮廓不清的液性或实性包块，如包块内见胚囊或胎心搏动即可确诊。

（4）诊断性刮宫：刮出宫腔内容物送病理检查，仅见蜕膜样变组织而不见绒毛，有助于排除宫内妊娠。

（5）腹腔镜检查：不仅可以明确诊断异位妊娠，而且可同时进行治疗。

5. 主要处理措施

以手术治疗为主，非手术治疗为辅。严重内出血、休克患者，应积极纠正休克的同时尽快手术，行患侧输卵管切除术或保守性手术。无生育要求者可同时行对侧输卵管结扎术。非手术治疗适用于尚未破裂或流产的早期患者，或内出血少、病情稳定的患者，尤其是有生育要求的年轻妇女，可行中医中药治疗或化学药物如甲氨蝶呤、米非司酮等治疗。

二、护理诊断

（1）组织灌注无效与输卵管妊娠破裂或流产致腹腔内大出血有关。

（2）急性疼痛与组织破裂及血液刺激腹膜有关。

（3）恐惧与大出血及对未来生育不明而产生。

三、护理目标

（1）孕妇休克征象被及时发现和纠正，生命体征稳定在正常范围。

（2）腹痛原因被及时发现，经治疗急性疼痛消失。

（3）恐惧感减轻或消失，情绪稳定，积极配合治疗。

四、护理措施

1. 失血性休克患者护理

（1）立即去枕平卧，吸氧，建立静脉通道，交叉配血，按医嘱输血、输液、补充血容量。

（2）严密监测生命体征，每 5 ~ 10 min 测一次并记录，如出现血压下降、脉搏细速、面色苍白、四肢湿冷、尿量减少等休克征象，立即报告医生并配合抢救。

（3）严密观察腹痛部位、性质及伴随症状及阴道出血情况，以准确评估出血量。

（4）遵医嘱做好手术前准备及术中配合，加强术后护理。

2. 非手术治疗者护理

严密观察病情，嘱患者绝对卧床休息，避免半卧位以免增加腹压，保持大便通畅，以免诱发活动性出血；鼓励积极配合治疗，对化疗者观察其化疗药物（甲氨喋呤）的毒副反应；有阴道排出物及时送检。

3. 心理护理

配合医生进行术前谈话，对需要手术者耐心说明病情及手术的必要性，消除恐惧心理，稳定患者及家属的情绪。同情、安慰、鼓励患者，说明今后仍有受孕机会，帮助度过悲伤期。

4. 健康指导

（1）平时注意经期及性生活卫生，避免生殖器及盆腔感染；采取有效避孕措施，避免流产及流产后感染。

（2）早期妊娠时可通过 B 超检查及早发现异位妊娠。

（3）手术治疗后的患者应注意休息，加强营养，纠正贫血，提高抵抗力；保持外阴清洁，禁止盆浴和性生活 1 个月。

（4）有生育要求的，应积极消除诱因，对盆腔炎症者要及时彻底治疗，在医护人员指导下做好再次妊娠的准备。

五、护理评价

（1）孕妇休克征象是否被及时发现和纠正，生命体征是否恢复正常。

（2）急性疼痛是否消失。

（3）恐惧心理是否消除，是否能积极配合手术或非手术治疗。

第四节
羊水过多的护理

妊娠期羊水量超过 2000 mL 者称羊水过多。发生率为 0.5%~1%，妊娠合并糖尿病者发生率可达 20%。妊娠晚期羊水量少于 300 mL 者称羊水过少。

一、护理评估

1. 健康史

发病与母体疾病（妊娠期高血压疾病、糖尿病、母儿血型不合等）、多胎妊娠、胎儿中枢神经系统或消化系统畸形有关。

2. 身体状况

（1）急性羊水过多：多发生于妊娠 20~24 周，羊水量急剧增多，子宫于数日内迅速增大，孕妇出现明显压迫症状，呼吸困难、心悸气短、腹壁胀痛、下肢水肿等。产科检查见腹壁紧张发亮，宫底高度及腹围明显大于孕周，宫壁张力大，液体震荡感明显，胎位触不清，胎心遥远或听不到。

（2）慢性羊水过多：常发生于妊娠晚期，较多见。羊水在数周内逐渐增多，孕妇多能适应，压迫症状亦较轻。产科检查情况同急性羊水过多。

（3）并发症：子宫过度膨胀可引发早产、妊娠期高血压疾病；子宫肌纤维伸展过度可造成宫缩乏力、产程延长、产后出血；破膜后羊水流出过速可诱发胎盘早剥、脐带脱垂、休克等。

3. 心理社会支持状况

孕妇因子宫迅速异常增大、压迫症状严重、活动受限制而烦躁不安。担心胎儿可能有畸形及危及自身和胎儿健康，产生焦虑情绪。

4. 辅助检查

（1）B 超检查：如最大羊水暗区深度 >8 cm，羊水指数 >25 cm 提示羊水过多，并可发现神经管开放性畸形如无脑儿、脊柱裂等。

（2）甲胎蛋白（AFP）测定：羊水及血清中 AFP 值异常升高有助于胎儿神经管畸形的诊断。

5. 治疗原则及主要措施

确诊为羊水过多合并胎儿畸形者，应及时终止妊娠；无明显胎儿畸形者，可考虑经腹壁羊膜腔穿刺放羊水缓解症状，继续妊娠，严密观察。

二、护理诊断

（1）潜在并发症：早产、胎盘早剥、产后出血等。

（2）焦虑与压迫症状严重及担心母儿安全和健康有关。

三、护理目标

（1）及时预防和协助医生处理潜在并发症，使胎儿的危险性降至最低。

（2）孕妇焦虑减轻，情绪稳定，积极配合治疗和护理。

四、护理措施

1. 胎儿无明显畸形者，期待疗法护理

（1）休息：采取左侧卧位，抬高下肢，减少增加腹压的活动，以减轻压迫症状，预防胎膜早破和早产。若胎膜已破，立即嘱产妇平卧，抬高臀部，防止脐带脱垂。压迫症状重者可取半卧位，改善呼吸情况。

（2）给氧及能量：每日给氧一次，每次 30 min；遵医嘱给予能量、营养药物，以促进胎儿发育。

（3）饮食指导：指导孕妇适当低盐饮食。

（4）缓解压迫症状：配合医生完成羊膜腔穿刺术，放羊水以缓解症状。①协助做好术前准备，患者排空膀胱，取平卧位，严格无菌操作，控制羊水流出速度不超过 500 mL/h，一次放羊水量不超过 1500 mL。②放羊水过程中严密观察孕妇生命体征、宫缩、胎心率、阴道流血等情况，及时发现胎盘早剥征象并配合处理。③放羊水后腹部放置沙袋或加腹带包扎以防腹压骤降发生休克。④遵医嘱给镇静剂、宫缩抑制剂预防早产，给抗生素预防感染。

2. 伴有胎儿畸形者，应协助医生终止妊娠

（1）做好输液、输血准备。

（2）严格无菌操作。

（3）经阴道人工破膜引产：破膜时位置要高、破口要小，羊水流速要慢，同时在腹部放置沙袋或加腹带包扎，注意从腹部固定胎儿为纵产式。

（4）监测孕妇血压、脉搏、阴道流血情况。

（5）防产后出血：胎儿娩出后立即按摩子宫并遵医嘱用宫缩剂。

（6）畸形胎儿送病理检查以明确诊断。

3. 心理护理

主动、耐心与患者及家属交谈，解除焦虑，使他们了解胎儿畸形并非孕妇的过错，并帮助寻找原因。嘱咐再孕时的注意事项，使其获得心理安慰，配合治疗及护理。

4. 健康指导

积极查明病因，孕 16～20 周可行羊膜腔穿刺检查及 B 超检查，了解胎儿有无畸形，尽早治疗。妊娠期注意休息和饮食，以减轻症状和预防并发症。再次受孕时应进行遗传咨询及产前诊断，加强孕期检查，进行高危监护。

五、结果评价

（1）孕妇病情是否得到良好控制，并发症是否得到及时发现和正确处理，母儿是否平安。

（2）孕妇焦虑是否减轻，是否能积极配合治疗和护理。

第五节
子宫破裂的护理

子宫体部或子宫下段于分娩期或妊娠晚期发生破裂，称为子宫破裂。如不及时处理，常引起母儿死亡，是产科中极为严重的并发症。近年来，随着计划生育和围生保健工作的加强，其发生率已明显下降。

子宫破裂多发生于分娩期，按发生的原因分为自然破裂和损伤破裂；按发生的时间分为妊娠期破裂和分娩期破裂；按破裂程度分为完全破裂和不完全破裂；按破裂的部位可分为子宫体部破裂和子宫下段破裂。

一、护理评估

（一）询问健康史

（1）了解引起子宫破裂的病因（表4-2）。

（2）了解孕产史，腹痛时间、性质、部位，伴随症状如恶心、呕吐、阴道流血、昏厥等，是否有胎动。

表4-2　子宫破裂的病因

病因分类	原因
胎先露下降受阻	骨盆狭窄、头盆不称、胎位不正（如忽略性横位）、胎儿畸形（如脑积水）等
子宫本身病变	子宫手术史（如剖宫产、子宫肌瘤剔除术）、子宫畸形、子宫发育不良
手术损伤	难产手术操作不当，造成损伤
缩宫素使用不当	分娩期不正确使用缩宫素，如胎儿未娩出给予肌注、或未按操作规程静脉点滴、或观察不细致等

（二）评估身体状况

观察面色、神志，腹部形状、有否病理性缩复环，宫缩强度、阴道出血量；测生命体征，检查子宫轮廓、胎位、子宫压痛、反跳痛的位置及程度，注意胎心音的情况。

1. 先兆子宫破裂

由于先露部下降受阻，产程延长，强有力的宫缩使子宫体部逐渐增厚变短，而下段被动拉长变薄，两者之间形成一环形凹陷，并逐渐上升达脐部或以上，子宫外形呈葫芦状，称为病理缩复环。此时，产妇腹痛难忍、烦躁不安、呼叫不已。子宫下段压痛明显，胎心改变，并可有血尿。此时如不及时处理，可发生子宫破裂。

2. 子宫破裂

产妇突感腹部撕裂样剧痛，随之宫缩消失，疼痛暂时缓解，但很快进入休克状态。同时，胎动停止、胎心音消失、宫口回缩。由于血液、羊水、胎儿的刺激，使全腹有压痛、反跳痛及肌紧张，移动性浊音（＋）。

若子宫不完全破裂，症状、体征可不典型。

（三）评估心理状况

产妇因剧烈的腹痛和休克症状，会有一种不祥的预兆，产生恐惧心理；若胎儿死亡或子宫切除会使产妇产生悲伤、失望、内疚的情绪。家属给予患者心理上的支持与理解，可减轻其心理反应。

（四）参阅相关资料

参阅产检卡，医疗病历等。

（五）治疗原则及主要措施

先兆子宫破裂者，以抑制宫缩，同时尽快行剖宫产术为原则。若子宫已破裂，应在抢救休克的同时迅速手术，取出胎儿及附属物，并根据情况，进行子宫修补术或子宫切除术。术后给予大剂量抗生素控制感染。

二、护理诊断

（1）疼痛、腹痛。

（2）组织灌注量改变。

（3）自我形象紊乱。

三、护理目标

（1）产妇疼痛减轻，不发生子宫破裂。

（2）产妇生命体征维持在正常范围内。

（3）产妇及家属悲痛情绪有所缓解，能正视现实。

四、护理措施

（一）减轻疼痛，防止子宫破裂

子宫破裂关键在于预防，应消除或避免引起子宫破裂的原因。严密观察产程，点滴缩宫素应专人监护，胎儿娩出前严禁肌注缩宫素；严格掌握剖宫产等产科手术指征及方法。

（1）观察宫缩和腹部形状，发现先兆子宫破裂的征象，立即停止静脉点滴缩宫素，同时报告医生。

（2）给予吸氧、建立静脉通路，以缓解胎儿窘迫并预防休克，同时做好术前准备。

（3）遵医嘱给予抑制宫缩药物。

（4）对产妇疼痛的感受表示理解，并解释采取的治疗、护理措施，指导患者作深呼吸。允许家属陪伴，从精神上减轻患者对疼痛的敏感性。

（二）抢救休克，维持正常的生命体征

发生子宫破裂，迅速采取以下措施。

（1）取中凹位或平卧位，并给予吸氧、保暖。

（2）遵医嘱输液、给药，同时尽快做好术前准备。

（3）术前及术后密切观察患者血压、脉搏、呼吸、意识、阴道流血等情况，并记录。

（三）心理护理

（1）对于胎儿死亡或子宫切除的患者及家属所表现的悲伤、怨恨等情绪，应表示同情和理解。

（2）帮助他们尽快从悲伤中解脱出来，树立生活的信心。

（四）健康指导

（1）加强产前检查，对胎位不正者应尽早矫正；近足月时，若存在头盆不称、胎位不正等可造成梗阻性难产的因素或有子宫手术史者，应让其提前住院。

（2）子宫破裂多发生于经产妇及多次刮宫的妇女，因此要宣传计划生育对妇女健康的重要性。

（3）对子宫破裂行子宫修补术的患者，若无子女，应指导其避孕 2 年后再怀孕，避孕方法可选用药物或避孕套。

五、护理评价

（1）产妇是否积极配合产程中医护人员的治疗。

（2）产妇及家属是否能面对现实，谈论有关孩子的话题。

第六节
产后出血的护理

胎儿娩出后 24 h 内，阴道出血量超过 500 mL 者，剖宫产者出血量超过 1000 mL，称为产后出血。多发生在产后 2 h 内，是引起产妇死亡的重要原因之一。

一、护理评估

（一）询问健康史

（1）了解存在引起产后出血的原因。最常见原因为产后子宫收缩乏力；其次为胎盘因素（胎盘剥离不全、胎盘剥离后滞留、胎盘或胎膜残留、胎盘粘连）以及软产道损伤；少见于凝血功能障碍。

（2）收集产妇有关病史。如贫血、双胎、巨大儿、胎盘早期剥离、重症肝炎等，有无产程延长、过量应用镇静剂等。

（二）评估身体状况

胎儿娩出后有多量阴道流血、伴或不伴有失血性休克。病因不同，其出血时间、性质也不同。

1. 产后出血的特点（表 4-3）

表 4-3 各主要原因引起的出血的特点

胎盘娩出前出血	软产道撕裂	胎儿娩出后或娩出过程中即有活动性、鲜红色血液自阴道流出
	胎盘滞留	间歇性流出暗红色血，宫缩时出血停止而松弛时量增多，胎盘娩出延迟
胎盘娩出后出血	产后宫缩乏力	检查胎盘、胎膜无缺损，腹部触摸宫体柔软，出血呈间歇性，经按摩宫缩好转，出血明显减少
	凝血功能障碍	出血不凝或伴有注射部位出血、鼻出血及其他部位出血；确诊需借助实验室检查判断

2. 会阴裂伤的分度（表 4 - 4）

表 4 - 4　会阴裂伤分度

Ⅰ度	会阴皮肤及阴道入口黏膜撕裂
Ⅱ度	裂伤已达会阴体肌层
Ⅲ度	肛门外括约肌甚至直肠前壁撕裂

3. 隐性出血

阴道外出血少，但血液积在阴道或宫腔内，此时宫底不断升高且柔软，推压宫底时，有大量血块和血液从阴道涌出，为宫腔内积血。

4. 失血性休克症状

取决于出血量、速度及产妇身体素质。休克前常表现为眩晕、口渴、恶心、呕吐、打哈欠和烦躁不安，随之出现面色苍白、出冷汗、脉搏细数胸闷、呼吸急促、血压下降等。

（三）评估心理状况

由于产后出血，产妇及其家属多感到紧张和恐惧，担心产妇的生命安全。同时，因对医院环境和医疗技术条件不熟悉，对治疗和身体康复感到忧虑。

（四）参阅相关资料

分娩记录、医疗病历等。

（五）处理原则

立即查明病因，迅速止血、扩容纠正失血性休克及抗感染治疗。

二、护理诊断

（1）组织灌注量不足与失血性休克有关。

（2）感染与机体抵抗力降低、胎盘剥离创面或手术损伤有关。

（3）活动无耐力与贫血、营养摄入不足有关。

（4）恐惧与产妇担心生命安全有关。

三、护理目标

（1）产妇生命体征维持在正常范围，出血被发现和制止。

（2）能说出感染的危险因素，体温和恶露无异常。

（3）活动耐力渐增强，活动后无气急，情绪稳定，恐惧程度减轻。

四、护理措施

(一) 防治休克

1. 仔细测量和估计产后阴道流血量

临床上常用有刻度的器皿收集阴道出血；或采用面积估计法，一般以血染两层 5 cm × 5 cm 估计出血量为 2 mL，10 cm × 10 cm 为 5 mL，15 cm × 15 cm 为 10 mL。注意评估产妇有无失血性休克的表现，发现异常立即报告医生。

2. 观察生命体征及阴道出血

严密监测产妇的面色、血压、脉搏、呼吸等一般情况，注意宫缩及阴道流血情况，检查宫底高度和硬度，避免膀胱充盈而影响宫缩。

3. 建立静脉通道，遵医嘱给药

做好急救物品及药品准备，让产妇取平卧位，保暖、给氧。按医嘱输液、输血，并记录出入量，注意纠正酸中毒等。

4. 查找出血原因，协助医生迅速止血

(1) 宫缩乏力性出血：加强宫缩以迅速有效地止血。

(2) 胎盘因素：胎盘胎膜残留，用刮匙刮取宫内残留物；胎盘嵌顿，排空膀胱协助胎盘娩出或使用乙醚麻醉，松解狭窄环后用手取出；胎盘粘连，在无菌操作下徒手剥离胎盘娩出；植入性胎盘不能分离者，行子宫次全切除。

(3) 软产道撕裂：协助医生查明解剖关系，暴露裂伤部位，及时缝合伤口，防止产生血肿。

(4) 凝血功能障碍：观察若有出血不凝或伴有注射部位出血、鼻出血及其他部位出血，协助医生查明病因，积极做好抗休克及纠正酸中毒等抢救的准备。使用药物改善凝血功能，输新鲜血液。

(二) 缓解恐惧心理

(1) 陪伴在产妇身旁，解释出血的原因及各项治疗操作，并给予同情和鼓励，以增加安全感。

(2) 参与抢救时，助产士应冷静、敏捷，积极配合医生采取各种有效的治疗措施。

(三) 预防感染

(1) 保持环境清洁，注意室内通风及消毒。

(2) 在止血抢救操作过程中（如人工剥离胎盘、宫腔内填塞纱条等）应严格执行无菌技术，防止细菌侵入生殖道。

(3) 监测体温变化，每日测体温 4 次。并定时送检血化验，发现异常报告医生；遵医嘱用抗生素。

（4）会阴有伤口者，按会阴切开缝合术后护理。

（四）增强活动耐力

（1）嘱产妇卧床休息，保持心情舒畅，酌情推迟下床活动时间。协助做好生活护理和婴儿护理。

（2）指导患者增加营养，可少食多餐，给予高蛋白、高维生素，高热量易消化饮食。贫血严重者，遵医嘱静脉输血、补充铁剂等，以增加机体抵抗力。

（五）健康指导

（1）对有产后出血危险的孕产妇需尽早做好准备工作。

（2）向产妇讲解正常分娩过程，产后子宫复旧及恶露变化等知识，发现异常应及时就诊。

（3）指导母乳喂养，促进子宫恢复，减少出血。

（4）为产妇制订出院后膳食计划，以保证充足的营养。

（5）指导产妇遵医嘱服药，产后6周复查。

五、护理评价

（1）失血性休克是否被及时发现及防治，产妇生命体征是否平稳。

（2）产妇是否情绪稳定，积极配合治疗。

（3）产妇是否体温正常，白细胞数正常，恶露无异味。

（4）产妇基本生活需要是否得到满足，疲劳感是否减轻。

第七节
产褥感染的护理

产褥感染是指分娩时及产褥期生殖道受病原体侵袭引起局部或全身的炎症变化。临床上多于产后 3~7 d 出现感染症状，可表现为发热、寒战，恶露增多有臭味，严重者可出现败血症、中毒性休克。若在分娩结束 24 h 以后的 10 d 内，每日测量体温 4 次，有 2 次达到或超过 38 ℃称为产褥病率。产褥病率多由产褥感染引起，此外还有泌尿系统感染、上呼吸道感染、急性乳腺炎等感染性疾病。

一、护理评估

1. 健康史

询问有无泌尿、生殖道感染史，卫生习惯，本次妊娠情况，如有无并发症，分娩过程产程是否延长，有无手术助产及产道损伤情况等。

2. 身体状况

（1）急性外阴、阴道、宫颈炎：外阴伤口感染时，局部有灼热、红肿、疼痛、硬结，伤口缝线处可见脓点或脓性分泌物；阴道炎症可出现阴道局部疼痛、黏膜充血、水肿、溃疡、脓性分泌物增多；宫颈感染，症状多不明显，感染可上延。

（2）急性子宫内膜炎、子宫肌炎：病原体经胎盘剥离面侵入先引起急性子宫内膜炎，是产褥感染最常见类型。表现为低热，下腹部疼痛，阴道有大量脓性分泌物且有臭味。继续侵犯肌层导致子宫肌炎，可表现为高热、寒战、头痛、子宫复旧不良，子宫有压痛，尤其宫底部明显，伴白细胞升高。

（3）急性盆腔结缔组织炎、输卵管炎：表现为寒战、高热，下腹疼痛、腹胀，宫旁结缔组织片状增厚、压痛、输卵管增粗、可触及形状不规则的包块，白细胞持续升高。

（4）急性盆腔腹膜炎与弥漫性腹膜炎：表现为高热、寒战，恶心、呕吐、腹胀，持续性下腹剧痛,有明显压痛、反跳痛、肌紧张。可形成盆腔脓肿,如炎症波及膀胱与肠管可出现尿频、腹泻、里急后重等。

(5)盆腔及下肢血栓性静脉炎:盆腔血栓性静脉炎表现为寒战、高热,可持续数周,局部表现与盆腔结缔组织炎相似。下肢血栓性静脉炎多继发于盆腔血栓性静脉炎,表现为弛张热、下肢持续性疼痛,因下肢静脉回流受阻,引起下肢水肿、皮肤发白、疼痛,称"股白肿"。

(6)脓毒血症及败血症:感染性血栓脱落进入血液循环可引起脓毒血症,随后可并发感染性休克。侵入血液循环的细菌大量繁殖形成败血症,出现持续性高热、寒战及全身中毒症状,可危及生命。

3. 心理社会支持状况

由于持续高热、寒战、局部疼痛使产妇产生焦虑不安的情绪,产妇可因母子分离及自己不能照顾新生儿而感到失落和内疚。

4. 辅助检查

(1)血液检查:白细胞计数常超过 $20 \times 10^9/L$,中性粒细胞明显升高,血沉加快。

(2)细菌培养:血液细菌培养可查出致病菌;也可采用宫颈与宫腔分泌物、后穹隆穿刺物作细菌培养和药敏试验,有助于诊断子宫内膜炎。

(3)CT、B型超声、彩色超声多普勒检查:能够对炎性包块、脓肿做出定位及定性诊断。

5. 治疗原则及主要措施

积极控制感染,并纠正全身状况。

(1)支持疗法:纠正贫血及电解质紊乱。

(2)清除感染灶:清除空腔残留物,会阴伤口感染及脓肿及时切开引流。严重感染,经积极治疗无效,应及时行子宫切除术。

(3)正确使用抗生素:未确定病原体时,选用广谱、高效抗生素。然后根据细菌培养和药敏试验结果调整抗生素种类和数量,必要时加用肾上腺皮质激素。

二、护理诊断

(1)体温过高与生殖道局部及全身感染有关。

(2)疼痛与炎症刺激有关。

(3)焦虑与母子分离和相关知识缺乏有关。

三、护理目标

(1)产妇感染得到控制,体温正常,白细胞计数正常。

（2）产妇疼痛减轻或消失。

（3）产妇情绪稳定，焦虑明显减轻或消失。

四、护理措施

1. 一般护理

（1）保持室内安静、清洁、空气流通，注意保暖。

（2）指导产妇充足的休息，进食高蛋白、高热量、高维生素、易消化食物，鼓励多饮水，以保证足够的液体摄入。

（3）取半卧位，以利恶露排出或炎症局限于盆腔。

2. 病情观察

（1）密切监测生命体征，每4h1次。

（2）观察是否出现恶心、呕吐、腹胀、腹痛、全身乏力等症状。

（3）观察并记录恶露的颜色、性状、量和气味，子宫复旧及会阴伤口情况。

3. 治疗配合

（1）遵医嘱对症支持治疗。

（2）做好脓肿引流术、清宫术、后穹隆穿刺术的护理配合。

（3）正确有效地使用抗生素。

（4）出现感染性休克或肾衰竭者应积极配合抢救。

4. 心理护理

及时向产妇及家属介绍病情及治疗护理情况，以解除产妇及家属的疑虑，增强治疗的信心。

5. 健康指导

指导产妇自我观察，勤换会阴垫，保持会阴部清洁干燥，治疗期间禁盆浴。卧床采取半卧位或抬高床头，促进恶露排出。

五、护理评价

（1）产妇感染是否得到控制，产妇体温是否正常，舒适感有无增加。

（2）产妇疼痛是否逐渐减轻至消失。

（3）产妇焦虑情绪是否减轻或消失，能否配合治疗与护理。

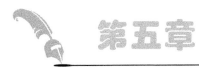

第五章

助产常用技术

第一节
阴道内诊技术

一、目的及意义

（1）肛查胎先露不明，或疑有脐带先露或脐带脱垂。

（2）宫口扩张及胎头下降异常，查找原因。

（3）轻度头盆不称，试产 4~6 h 产程进展缓慢。

（4）阴道助产前的常规检查。

二、操作准备

（1）衣帽整洁、修剪指甲、手要温暖。

（2）用物准备：处置车、医嘱卡、灭菌手套、0.1% 碘伏、一次性妇检垫、大棉签、洞巾、屏风。

三、操作方法

（1）备齐并检查物品，携带用物至床旁。

（2）遮挡产妇。

（3）核对产妇信息，告知目的，评估并指导孕妇，嘱咐产妇排尿或协助产妇排尿。

（4）洗手、戴口罩。

（5）协助产妇平卧于检查床上，臀下垫一次性臀垫，暴露外阴部及肛门，两腿屈曲并分开。

（6）检查者站于产妇右侧，消毒外阴部（按外阴冲洗顺序）。

（7）检查者站于孕妇的右侧，双手戴无菌手套，给孕妇铺上洞巾。

（8）食指或中、食两指伸入阴道内进行检查，拇指或其余各指屈曲以利食、中指伸入。

(9) 检查时首先查看外阴、阴道发育情况及有无异常。

(10) 食指与中指摸清宫口扩大程度、宫颈软硬、有无水肿。

(11) 了解先露高低、胎方位；是否破膜，羊水情况。

(12) 摸清骨产道情况：耻骨弓、对角径、骶尾关节、骶凹、坐骨棘间径、坐骨切迹。

(13) 脱手套。

(14) 撤下臀垫，协助产妇穿好裤子。

(15) 整理床单及用物。

(16) 对注意事项进行记录。

(17) 洗手。

四、结果标准

(1) 能够准确判断产程进展的情况。

(2) 对产程异常和胎方位异常可以及时处理。

五、注意事项

(1) 检查前，应严格消毒，检查时动作要轻柔。

(2) 阴道检查后要有记录。

(3) 孕产期阴道流血较多，临床可疑前置胎盘者最好不要进行阴道检查，或在做好抢救准备时进行检查。

第二节
孕期腹部检查技术

一、目的及意义

（1）通过测宫高、量腹围及腹部四步触诊估计胎儿大小与妊娠周数是否相符，明确胎先露、胎产式及胎方位，了解胎先露是否衔接以及衔接的程度。

（2）通过听胎心及计数胎动监测胎儿在宫内情况。

二、操作准备

（一）用物准备

胎心听筒、软尺、孕妇保健手册等。

（二）孕妇准备

（1）排空膀胱。

（2）仰卧位，头部垫一小枕头，充分袒露腹部，两腿略屈曲稍分开，放松腹部。

（三）检查者准备

（1）首先向孕妇解释检查的项目及其重要性以取得配合。

（2）检查者衣帽整齐，双手清洁，站立于孕妇右侧。

三、操作方法

（一）视诊

观察腹部形态、大小，注意有无水肿、手术瘢痕及妊娠纹等。

（二）触诊

先用软尺测子宫长度及腹围，子宫长度是从宫底到耻骨联合上缘的距离，腹围是平脐绕腹一周的数值。接下来，按四步触诊手法依次进行。

1. 第一步

手法：检查者双手置于子宫底，然后以双手指腹相对轻推。

目的：了解子宫外形及宫底高度、估计胎儿大小及判断宫底部的胎儿部分。

2. 第二步

手法：检查者两手分别置于腹部左右两侧，一手固定，一手轻轻深按检查，两手交替。

目的：分辨胎背及胎儿四肢的位置。

3. 第三步

手法：检查者右手置于耻骨联合上方，拇指与其余 4 指分开，握住胎先露部并左右推动。

目的：辨别胎先露是胎头或胎臀并确定是否衔接。

4. 第四步

手法：检查者两手分别置于胎先露部的两侧，并向骨盆入口方向向下深压。

目的：核对胎先露部是否正确，并确定胎先露部入盆程度。

（三）听诊

胎心音最清楚的听诊部位在靠近胎背上方对应的孕妇腹壁处。将胎心听筒置于此处，听及胎心，看表计数 1 min 胎心音的次数。

四、结果标准

（1）正确测得孕妇的宫高及腹围。

（2）明确胎产式、胎方位、胎先露，胎先露是否衔接及入盆程度。

（3）根据胎方位明确胎心音听诊部位，正确计数胎心。

五、注意事项

（1）关心爱护孕妇，动作轻柔，态度和蔼。

（2）检查前嘱孕妇排空膀胱；检查结束后协助孕妇坐起和下检查床。

（3）注意保暖及保护孕妇隐私。

第三节
胎心监护技术

一、目的及意义

（1）通过胎心听筒及超声多普勒听 1 min 胎心数，了解胎儿是否存活或胎儿是否缺氧。

（2）通过连续胎心监护判断宫内胎儿状态，预测胎儿对宫内缺氧的耐受能力，评估胎儿在宫内的储备能力。

二、操作准备

（一）用物准备

喇叭形胎心木听筒、多普勒胎心听诊仪、胎心监护仪、耦合剂、无菌纸巾、记录单、孕妇保健手册等。

（二）孕妇准备

（1）排空膀胱。

（2）仰卧于检查床上，充分暴露腹部，注意保暖。

（三）检查者准备

（1）检查者备齐用物，核对床号及姓名，携用物至床旁，评估孕妇，向孕妇解释听胎心的方法及目的，以取得配合。

（2）衣帽整齐，双手清洁，站立于孕妇右侧。

三、操作方法

（一）胎心听筒听诊法

（1）用四步触诊法了解胎方位，确定胎心音听诊位置。

（2）将喇叭形胎心木听筒大口端置于孕妇腹壁相应的听诊位置，缓慢持续稍向下加压，将小口端紧贴检查者耳廓，仔细听诊，如在这一位置没有听到，以这一位置为中心，稍向四周转移，直到听及清晰并类似于钟表滴答声的胎心音，连续听诊 1 min。

（3）记录 1 min 胎心数。胎心音正常值为 110 ~ 160 次/min，异常者立即报告医生。

（4）协助孕妇取舒适卧位，用物归还原处，清洁双手。

（二）胎心多普勒仪

（1）用四步触诊法了解胎方位，确定胎心听诊范围。

（2）在胎心多普勒探头上涂适量耦合剂，将胎心多普勒探头放置在孕妇腹壁相应听诊区域，找出听诊胎心音最佳位置，探头紧贴腹壁，缓慢持续稍向下加压并稍向周围滑动，获得最佳的音频信号，此时可听及类似于钟表滴答声的胎心音，连续听诊 1 min。可根据需要调整音量。

（3）观察仪器 LED 屏幕上的胎心音读数，并记录。胎心音正常值为 110 ~ 160 次/min，异常者立即报告医生。

（4）帮助孕妇擦净腹壁上残余耦合剂，协助孕妇取舒适卧位，用物归还原处，清洁双手。

（三）胎心监护仪

（1）将胎心监护探头、宫缩压力探头、胎动标记按钮连接到监护仪器面板上相应插孔内。

（2）打开电源开关，检查仪器是否完好。

（3）用四步触诊法了解胎方位，将胎心探头、宫腔压力探头固定于相应部位。

（4）将胎心音量调到合适程度，调整宫缩复位，单击"开始"按钮开始监护。

（5）打印监护曲线。

（6）胎儿反应正常时胎心监护 20 min，异常时可根据情况酌情延长监护时间，监护过程中如发现胎心明显减弱，需调整胎心探头位置。

（7）监护完毕，取下监护纸，写上床号、姓名及监护时间。

（8）将胎心监护单交给医生，医生写出报告将胎心监护曲线图粘贴于病历报告单上保存。

（9）协助孕妇取舒适卧位，用物归还原处，清洁双手。

四、结果标准

（1）能正确、熟练地使用胎心听筒、胎心多普勒仪及胎心监护仪。

（2）能正确、熟练应用各种方法听及胎心音。

五、注意事项

（1）关心爱护孕妇，态度和蔼。

（2）听诊过程中动作要轻柔，避免粗暴。

（3）胎心监护仪探头要轻拿轻放。

第四节
水中分娩接产技术

产妇坐在充满温水的浴缸中进行分娩，胎儿从胎头拨露至全身完全娩出的过程一直在水中进行，这样的分娩方式称水中分娩。水中分娩能最大限度地减轻产妇在待产期间的痛苦，是一种较为人性化的新型自然分娩方式。

一、目的及意义

（1）减轻母亲产痛，温水可以使产妇放松，减轻疼痛，产妇在水中舒适度和移动性更好，有较好的镇痛作用。

（2）促进自然分娩，减少母亲产道损伤，有更好母儿结局。温热可能使体内儿茶酚胺释放减少，改善子宫灌注，促进内源性缩宫素的释放，促进节律性宫缩，使分娩自然进展，并减少胎儿宫内缺氧。温水使组织变软，容受性增加，有利于会阴及产道的伸展，减少会阴裂伤。

二、适应证及禁忌证

1. 适应证

目前水中分娩的适应证几乎包含所有阴道分娩的适应证，包括巨大儿、臀先露、瘢痕子宫、早产、胎膜早破等也已不被列为禁忌。

2. 禁忌证

主要禁忌证有以下几方面。

（1）分娩期阴道出血多，前置胎盘，胎盘早剥。

（2）4 h 内使用麻醉药物，硬膜外麻醉。

（3）体温大于 37.5 ℃或可能母体感染者。

（4）传染性疾病包括疱疹、皮肤感染、HBV 感染。

（5）胎心基线异常、胎儿窘迫。

（6）多胎妊娠，头盆不称或胎位不正，如横位、面先露等不能经阴道分娩者。

（7）母体有合并症如子痫前期及心脏病，需要持续药物降压或治疗者。

（8）移动困难和骨骼受损者。

（9）孕妇顺从性差者，精神异常，自控能力差，酗酒和吸毒者。

三、操作准备

1. 产妇准备

入水前行阴道检查排除头盆不称，了解胎方位和羊水情况，测量孕妇体温，并沐浴清洁，不必常规清洁灌肠，不需要剔除阴毛；签订水中分娩知情同意书，向孕妇及家属解释水中分娩的过程及可能发生的并发症。

2. 环境准备

（1）水温选择：推荐水温 35～37 ℃，分娩期可适当降低至 32～33 ℃。过高的温度（>38 ℃）可引起母亲体内温度升高，胎儿体温随之升高达到 40 ℃，导致胎儿代谢率和氧需要量增加，胎儿心动过速，与胎儿窘迫易混淆，导致不必要的干预。同时母亲血流向体表增加，可能减少胎盘灌注。

（2）水的深度：通常水深达产妇胸部，没过腹部为宜。但如果产妇选择更深一些，或更浅一些，也可以根据产妇要求提供。

（3）水的清洁度：符合地方医院关于感染控制的标准，达到国家水中运动项目水质标准。

（4）室温：22～28 ℃，室温不宜太高避免产妇脱水。

（5）分娩池的选择：可根据情况选择不同类型和不同材质的浴室，浴缸，不用带有按摩功能和高压水流的特殊性按摩浴缸。

3. 工作人员准备

穿普通工作服，作好自身防护，如长期防水手套，准备胎心监护及婴儿用品。

四、操作方法

（1）一般在宫口开大 4～7 cm 时入水，或产妇感到疼痛不适难以耐受时入水。

（2）入水前测量孕妇体温，提供孕妇体温的基准，每小时监测 1 次体温、水温及室温，并根据孕妇需要调整水温。一旦体温超过 37.5 ℃ 可考虑出水。如果入水后 2 h 没有出现立即分娩的表现，或产妇感到过热或其他不适，可随时出水，休息片刻可再次入水。

（3）入水后鼓励产妇多饮低温果汁，加强营养、补充水分。

（4）产妇在水中采取自由体位，根据需要自我调节，工作人员可适当协助。

（5）入水后每隔 10～15 min 或每次宫缩后，应用多普勒胎心听诊 1 次。

（6）入水前进行一次阴道检查。主要根据产妇的行为如屏气用力和胎头拨露协助判断产程进展。阴道检查仅在必要时进行，如胎心异常或不能明确产程进展情况时，或 4 h 后没有出现立即分娩的征象时，建议出水后按常规操作。

（7）第二产程随产妇的意愿自主用力，不必指导产妇屏气用力。

（8）视会阴情况决定是否要控制胎头娩出速度，大部分情况下，胎头在宫缩推动和产妇自主用力下慢慢娩出，会阴逐渐扩张，胎头自然娩出，不必如传统方式保护会阴。如胎头娩出速度较快，或产妇述会阴部疼痛明显，助产人员也可适度协助控制，根据产妇选择，在不同的体位应用单手保护会阴方法。在胎头即将着冠会阴后联合紧张时，助产士用手掌或大鱼际肌边缘，协助控制胎头娩出速度，慢慢娩出胎头。

（9）胎头娩出后，不必协助牵拉娩肩，等待胎肩随宫缩自然旋转娩出，随之胎体娩出。胎头娩出后触摸有无脐带绕颈，如有绕颈，试着滑下或等待胎肩娩出，在水中新生儿可自行解除脐带缠绕，一般不需要人工协助。

（10）胎儿娩出后，全身浸没于水中，不必立即取出，让新生儿在水中自由活动，起到一个缓冲和适应的过程。这时新生儿并不开始呼吸，可睁眼并有自主活动，会有吞咽动作。约 1～3 min，将新生儿慢慢浮出水面，可先将新生儿头部浮出，观察新生儿呼吸建立过程，然后由母亲或助产者，自新生儿腋下轻轻抱起，至母亲胸腹部。这是预防脐带牵拉和断裂的一个重要步骤，不钳夹脐带。

（11）新生儿出水后，轻轻抱至产妇胸腹部接触。助产士触摸脐带搏动情况，如搏动良好大于 100 次/min，不干扰母子接触过程，观察评估新生儿呼吸建立情况，一般在 1～3 min 呼吸建立并逐渐转平稳。不钳夹脐带。

（12）等待胎盘自然娩出，观察有无阴道出血。如无异常发现，继续在水中等待胎盘自然娩出，同时可适时开始早吸吮。如有大量阴道流血，将母亲脱离水中，到产床上处理。

（13）按常规操作娩出胎盘。胎盘娩出后常规检查胎盘胎膜是否完整。

（14）协助产妇出水，并用温暖毛巾保暖。

（15）可在新生儿完成早吸吮后，无菌断脐。并称重和作新生儿体格检查。记录新生儿病历。

（16）观察并评估检查软产道，如有裂伤常规缝合。

五、注意事项

（1）母婴监测发现有任何异常，必须要求产妇出水（包括羊水粪染、胎心过速或过缓、宫口开全超过1 h无进展、阴道大出血、产妇血压异常变化及发生肩难产等），并通知临床医生。

（2）当产妇失去意识时须立即启动紧急预案，将产妇转移离开分娩缸。

（3）脐带断裂紧急预案，应立即钳夹新生儿端脐带，减少新生儿失血。

（4）如果产程进展缓慢，可建议产妇出水补充食物和水，并记录出水时间及计划出水观察的时间。

（5）入水后如发现分娩有异常，须及时处理，尤其急性胎儿窘迫须立即终止妊娠时，可放弃水中分娩，采取急诊剖宫产或阴道助产。

（6）水池中分娩物及排泄物要及时清除。

（7）如新生儿娩出后没有脐带搏动，或搏动次数小于100次/min，没有自主的活动和睁眼，不可在水下停留过长时间，迅速抱离水中，评估观察并决定是否进行复苏。

（8）新生儿头部一经露出水面后，不可再次没入水中，防止干扰呼吸建立过程。

第五节
胎头吸引助产技术

胎头吸引术是将胎头吸引器置于胎头上，形成一定负压后吸住胎头，按分娩机制牵引吸引器，配合产力，协助胎头娩出的一种助产方法。此操作简单易行，对产道损伤小。但如果吸引负压过大、时间太长，也可引起胎儿颅脑损伤、颅内出血等并发症。故必须严格掌握适应证、必备条件及操作规程。目前常用的有锥体金属空筒（直筒形、牛角形）、扁圆形金属罩、硅胶喇叭形吸引器。

一、目的及意义

（1）缩短第二产程。

（2）部分头位难产手法复位失败者。

二、适应证

（1）子宫收缩乏力，致第二产程延长，胎头拨露达半小时，胎儿未能娩出者。

（2）需缩短第二产程，如产妇有妊娠高血压综合征、妊娠合并心脏病、胎儿宫内窘迫等。

（3）曾有剖宫产史或子宫壁瘢痕者，不宜在分娩时过分用力。

（4）相对头盆不称，胎头内旋转受阻者，如持续性枕横位、枕后位，需要协助旋转胎头并牵引助产者。

三、禁忌证

（1）头盆不称，胎位异常，如面先露、额先露、横位、臀位等。

（2）产道阻塞、畸形，子宫颈癌。

（3）子宫脱垂手术后，尿瘘修补术后。

（4）宫口未开全，胎头先露部位置高。

四、必备条件

（1）无头盆不称，顶先露，活胎。

（2）胎膜已破，宫口已开全或接近开全。

（3）胎头双顶径已达坐骨棘水平以下。

五、操作准备

（1）物品准备：胎头吸引器1个，50 mL注射器1个，或电动吸引器1台，一次性吸引管1根，血管钳2把，吸氧面罩1个，供氧设备，新生儿抢救物品和药品，会阴切开缝合术物品等。

（2）心理准备：向产妇说明胎头吸引术助产的目的及方法，取得产妇积极配合。

（3）家属签字：先向家属说明产妇情况，告知采取胎头吸引器的必要性及可能产生的并发症。常规签字。

六、操作方法

（1）体位：产妇取膀胱截石位或仰卧屈膝位。

（2）准备：常规消毒、铺巾、导尿。

（3）阴道检查：核实是否具备实施胎头吸引术的必备条件。胎膜未破者予以人工破膜。了解会阴情况，判断是否需行会阴侧切术。

（4）必要时行会阴侧斜切开。

（5）放置胎头吸引器：检查胎头吸引器，确保无损坏，无漏气。将胎头吸引器头端周围涂润滑油。术者左手食、中指撑开阴道后壁，右手持胎头吸引器将其头端的下缘沿阴道后壁放入阴道内抵达胎儿顶骨后部，再以左手食、中指依次撑开阴道右侧壁、前壁、左侧壁，使胎头吸引器头端完全滑入阴道内，边缘与胎头顶骨贴紧。

（6）检查吸引器：一手固定胎头吸引器，另一手中、食指沿胎头吸引器边缘检查一周，确定胎头吸引器头端及胎头之间是否紧贴，有无阴道壁及宫颈组织夹于其中，若有应将其推开。之后调整胎头吸引器横柄，使之与胎头矢状缝方向一致，作为旋转胎头的标记。

（7）抽吸负压：术者左手持胎头吸引器，助手用50 mL注射器（或电动负压吸引器）连接胎头吸引器的橡皮导管，逐渐慢慢抽出金属胎头吸引器内空气150～180 mL（硅胶喇叭形胎头吸引器抽60～80 mL，电动负压吸引负压为200～300 mmHg）形成负压，用血管钳夹住橡皮连接管，等待2～3 min，使胎头吸引器与胎头吸牢。

（8）牵引：待胎头与胎头吸引器衔接紧密，产瘤形成后，有宫缩时，让产妇向下屏气，同时沿骨盆轴方向，按正常胎头娩出机制，先向下，保持胎头俯屈，当胎头枕部抵达耻骨联合下缘后，再将胎头吸引器逐渐向外向上牵引，使胎头逐渐仰伸娩出。如一次宫缩不能将胎儿娩出，嘱产妇于宫缩间歇放松休息，暂停牵引，等下次宫缩再牵引。牵引的手法一般为握式或者拉式。胎头娩出过程中注意保护好会阴。

（9）取下吸引器：当胎头双顶径牵出阴道后，松开血管钳，解除负压，取下胎头吸引器，相继娩出胎体。

七、结果标准

（1）胎头吸引器放置的方法及位置正确。

（2）负压适当。

（3）牵引力量均匀，方法得当。

八、注意事项

（1）严格掌握适应证和必备条件。

（2）胎头吸引器位置应放置正确，避开胎儿囟门。

（3）形成负压适当，金属吸引器抽空气 150～180 mL、硅胶喇叭形吸引器抽空气 60～80 mL、电动负压吸引负压为 200～300 mmHg。

（4）牵引时有漏气或滑脱，应查找原因。若吸引器滑脱两次，牵引时间超过 10 min 仍未娩出者，需改用其他方式助娩。

（5）牵拉时用力要均匀，按分娩机制牵引。

九、护理措施

（1）向产妇介绍胎头吸引器助产的目的、方法及简要手术经过及手术的必要性，消除产妇紧张心理，鼓励产妇配合手术。

（2）协助医生完成胎头吸引术及新生儿复苏。

（3）术后注意子宫收缩、阴道出血及排尿情况。会阴侧切者，护理措施同会阴切开缝合术。

（4）新生儿护理：①观察新生儿头皮产瘤位置、大小及头皮有无血肿、头皮损伤、颅内出血征象。②观察新生儿面色、呼吸、反应、肌张力等情况，做好新生儿抢救准备。③新生儿静卧 24 h，避免搬动，延迟哺乳和沐浴。3 d 内禁止洗头。④遵医嘱给予维生素 K_1 10 mg 肌内注射，防止新生儿颅内出血。

第六节
产钳助产技术

产钳术是用产钳牵引胎头帮助胎儿娩出的手术。常用的产钳为短弯型，分为左、右两叶，每叶由钳匙（钳叶）、钳胫、钳锁、钳柄4部分组成。钳匙是夹持胎头的部分，有两个弯曲：①头弯，内凹外凸，以适应胎头。②盆弯，钳匙向上弯，上凹下凸，以适应骨盆之弯度。钳锁为两叶产钳交合部。钳胫位于钳匙与钳胫之间。钳柄在钳锁下方，为术者握持牵拉的部分。

根据放置产钳时胎头在盆腔内位置高低分为四种：①出口产钳。胎头双顶径达骨盆底，先露在阴道口。②低位产钳。指胎头双顶径达坐骨棘水平以下，先露骨质最低点已达骨盆底，矢状缝已转至骨盆出口前后径上。③中位产钳。胎头双顶径已过骨盆入口，但未达坐骨棘水平。④高位产钳。指胎头尚未衔接，双顶径未过骨盆入口，先露骨质最低点未达坐骨棘水平。为降低母儿并发症，目前临床上大部分采用低位产钳术和出口产钳术。中位以上的产钳已被剖宫产所代替。

一、目的及意义

（1）帮助产妇缩短第二产程。

（2）使用胎头吸引术失败者。

二、适应证

（1）同胎头吸引术，但不能旋转胎头。

（2）胎头吸引术失败者。

（3）臀位分娩后出胎头困难或面先露娩出困难者或剖宫产娩头困难者。

（4）子宫收缩乏力或产妇昏迷不能增加腹压，估计用胎头吸引术会失败者。

三、禁忌证

（1）绝对和相对头盆不称，胎头未衔接。胎方位异常，如额先露、颏后位、高直位等。

（2）先露较高，胎头骨质部分最低点在坐骨棘水平或以上。

（3）确定死胎、胎儿畸形者，尽可能行穿颅术，以免损伤产道。

（4）宫口未开全。

四、必备条件

（1）宫口必须开全。

（2）无头盆不称。

（3）活胎、胎儿无畸形，胎膜已破，如未破，可行人工破膜。

（4）胎先露明确，适用于顶先露或额前位。臀位分娩只用于后出头困难时牵拉胎头。

五、操作准备

（1）物品准备：产钳1副，吸氧面罩1个，余同胎头吸引术。

（2）心理准备：向产妇说明行产钳术助产的目的和方法，取得产妇配合。

（3）家属签字：先向家属说明产妇情况，告知采取产钳术助产的必要性及可能产生的并发症。常规签字。

六、操作方法

（1）体位：取膀胱截石位。

（2）准备：常规消毒、铺巾、导尿。

（3）阴道检查：核实是否具备实施产钳术的必备条件，明确胎方位。胎膜未破者予以人工破膜。了解会阴情况，判断是否需行会阴侧切术。

（4）必要时行会阴侧斜切开。

（5）放置产钳：①先将钳叶扣合，分清左、右两叶，上、下两面。②用润滑油涂抹钳叶外面。③放置左叶产钳，术者左手持左叶钳柄使钳叶垂直向下，右手掌面四指伸入阴道后壁和胎头之间，触及胎耳，将左叶沿右手掌面与胎头之间伸入，随之钳柄逐渐下移至水平位，钳叶逐渐深入阴道并顺势将其逐渐向逆时针方向旋转达胎头左侧耳前，将钳叶置于胎头左侧，由助手固定。④放置右叶产钳，右手垂直握持右叶钳柄，左手四指伸入阴道右后壁与胎头之间，引导产钳右叶至胎头右侧，达产钳左叶对应位置。

（6）扣合锁扣：产钳按右叶上，左叶下，左叶不动，调整右叶适应，如两钳叶放置位置正确，则两叶易扣合。如不能扣合则说明产钳位置不当，应撤下重置。

（7）阴道检查：手伸入阴道，检查钳叶是否放置胎耳前，胎头矢状缝是否位于两钳叶正中。检查钳叶与胎头之间有无产道软组织或脐带夹入。

（8）牵拉：①试牵。术者左手握持钳柄，右手手掌面朝下，中指抵住胎头，食、无名指由钳柄上面钩住横突，向外牵拉，如中指远离胎头，可能有滑脱，查找原因后重上产钳。如中指与先露同时下降，证明产钳无滑脱，可以正式牵引。②牵引。将右手中指置于锁扣上，其余的不变，于宫缩时向外、向下缓慢牵拉，再平行牵拉，宫缩间歇时，将锁扣稍放松，以缓解产钳对胎头的压力。当胎头枕骨达耻骨联合下缘时逐渐将钳柄上提，使胎头仰伸娩出。同时注意保护会阴。

（9）取下产钳：当胎头额部娩出后，即松解锁扣，先取下右叶，再取下左叶，注意应顺胎头缓缓滑出。接着按分娩机制娩出胎体。

七、结果标准

（1）动作轻柔、操作规范。

（2）产钳放置的方法及位置正确。

（3）牵引力量均匀，方法得当。

八、注意事项

（1）严格掌握产钳术适应证和必备条件。

（2）操作应准确，轻柔。

（3）正确判断胎头入盆情况，谨防胎头水肿和变形造成的假象。

（4）牵引产钳时，用力要均匀，不可用力过大、过猛，钳柄不能左右摇摆。若牵拉困难需查明原因后再牵引。

九、护理措施

（1）给产妇介绍产钳助产的目的、方法及简要手术经过，消除产妇紧张心理，鼓励产妇配合手术。

（2）备好手术所需器械物品，注意观察宫缩和胎心情况，指导产妇在宫缩时正确使用腹压。

（3）做好新生儿抢救准备。

（4）协助医生完成产钳术。

（5）协助医生进行新生儿复苏。

（6）臀位后出头困难者，应于产妇耻骨上方按压胎头助其俯屈，以利娩出。

（7）术后产妇及新生儿护理同胎头吸引术。

第七节
臀牵引技术及臀位助产技术

臀位分娩时，胎儿下肢、胎臀、胎体、上肢和胎头全部由助产者牵引娩出称为臀牵引术。如臀位分娩时，胎儿脐部以下的部分自然娩出，脐部以上的部分需助产者协助娩出称臀位助产术。因胎儿臀部及下肢软而不规则，不能充分扩展软产道，故易导致胎臂上举或后出胎头困难。臀牵引术新生儿死亡率较高，对母婴损伤性较大，一般不建议采用，最好以剖宫产术取代。

一、目的及意义

协助臀位从阴道娩出，防止母儿并发症发生。

二、适应证

（1）臀位出现胎儿窘迫、脐带脱垂，而宫口已开全，来不及剖宫产者。

（2）双胎妊娠已娩出第一个胎儿，第二胎儿娩出困难者。

（3）横位或其他异常胎位行内倒转术后宫口已开全，继而以牵引胎足娩出胎儿者。

（4）有严重合并症必须立即结束分娩者。

（5）第二产程延长，胎儿肢体已在盆底但仍不能自然娩出者。

（6）臀位，胎儿下肢和臀部自然娩出，上肢和头部不能自然娩出者。

三、禁忌证

（1）胎儿过大，胎儿体重在 3500 g 以上者。

（2）骨盆明显狭窄或畸形者。

（3）宫口未开全者。

（4）高龄初产、瘢痕子宫、有严重妊娠合并症或妊娠并发症者。

四、必备条件

（1）无头盆不称或骨盆狭窄。

（2）宫口开全，胎膜已破。

（3）胎儿存活，估计胎儿体重小于 3500 g，胎头不仰伸。

五、操作前准备

（1）同产钳术。

（2）备好后出头产钳。

（3）做好新生儿抢救准备，准备好相关仪器设备，如新生儿复苏器械。

六、操作方法

（1）体位：产妇取膀胱截石位。

（2）消毒、铺巾、导尿。

（3）阴道检查：确定胎方位、先露高低及宫口是否开全、产道有无畸形、会阴条件等。

（4）会阴侧切开：会阴条件差者作阴部神经阻滞或局部浸润麻醉后行会阴侧切术。若估计牵引困难或盆底组织较紧者，则可行硬膜外或全身麻醉。

（5）牵出下肢及臀部（下面以骶右前位为例）足先露或混合性臀先露时，一手伸入阴道内以食指置于两踝之间握住胎儿双足，或用中、食指夹住一胎足牵出阴道。牵引时应将足跟转向上方。单臀先露，臀部位置较低时，术者可用一手的食指钩住胎儿前腹股沟稍下降后，另一手的食指钩住对侧的腹股沟，双手同时用力牵引，臀部下降，下肢随之娩出。

（6）牵出躯干：胎臀娩出后，用无菌巾裹住胎体，双手握住胎儿髋关节，拇指置于骶部，其余四指握持臀部，向下牵拉躯干，一边牵引，一边保持胎儿背部朝上，使胎儿成俯卧姿势，双肩径与骨盆入口斜径或横径一致，以便通过骨盆入口。

（7）牵引胎肩及上肢：当牵引至肋缘、肩胛下角相继露出后，将胎背转向母体一侧，向后下方牵引，胎儿的前肩即下降至耻骨联合下。此时，可用两种方法娩出肩部及上肢：①滑脱法。术者右手握持胎儿双足，向上提起，使后肩显露会阴，再用左手的食、中指伸入阴道，由后肩沿上臂按压肘关节，协助后臂及肘关节沿前胸滑出阴道。然后将胎体放低，前肩由耻骨弓下自然娩出或用右手中、食指伸入阴道内帮助前肩及上肢娩出。②旋转胎体法。用消毒巾包裹胎儿臀部，双手拇指在背部，其余四指在腹侧，握住胎臀，将胎臀逆时针旋转 180°，同时向下牵拉，使前肩及前臂从耻骨弓下娩出。然后，将胎背顺时针旋转，使后肩及后臂转至耻骨弓下娩出。

如果胎儿臂上举导致上肢娩出困难时，术者可将一手伸入阴道，置前臂肘窝处，向胸前方法下压，使肘关节屈曲，上肢沿胎儿面部及胸前滑下娩出。如果上肢举至枕后，用上述方法不能解脱，可用双手握持胎儿髋部，将胎体稍稍送回阴道一段，然后向胎儿手所指方向旋转180°，使上肢屈曲到胸前娩出，再向相反的方向旋转胎体，娩出另一上肢。

（8）牵引胎头：胎肩及上肢娩出后，将胎背转向正前方，使胎头矢状缝与骨盆出口前后径一致，助手在耻骨联合上方下压胎头，使胎头俯屈。同时术者将胎体骑跨在左前臂上，左手中指伸入胎儿口内压住下颌，食指和无名指置于两侧上颌骨部，使胎头俯屈，右手中指压低胎头枕部，食指和无名指置于胎儿双肩及锁骨上（不可置于锁骨上窝，以免损伤臂丛神经）。两手一同协助用力，沿产轴向下牵引胎头。当胎头枕部达耻骨联合下缘时，将胎体上举，以枕部为支点，使胎儿颏部、口、鼻、额部及顶部相继娩出。

七、结果标准

（1）动作轻柔，操作规范。

（2）无并发症发生。

八、护理配合及注意事项

（1）向产妇介绍臀位助产术的目的和过程，耐心解答产妇的疑问，指导产妇采取正确的应对方式，减轻心理负担，积极配合医生顺利进行手术。

（2）保证术中器械物品供应。做好新生儿窒息抢救准备。

（3）分娩过程中要严密监测子宫收缩、胎心音变化及产妇的生命体征，正确指导产妇用腹压。

（4）术前应充分考虑适应证和必备条件，如估计阴道分娩有困难时，应及早行剖宫产术。

（5）操作时，术者应沉着敏捷，动作轻柔准确，严格按照分娩机制娩出胎儿，避免暴力而造成产伤。

（6）在臀位助产术操作中脐部至胎头娩出不宜超过8 min，否则胎儿将出现窒息而死亡。在估计胎头娩出有困难时，须尽早决定用后出头产钳助产。

（7）术中发现头盆不称或胎儿畸形或胎儿死亡，应改行毁胎术。

（8）术中要注意保护会阴，胎儿娩出后要仔细检查软产道有无裂伤。产后保持外阴清洁，会阴切口按常规护理。

第八节
肩难产助产技术

胎头娩出后，胎儿前肩被嵌顿于耻骨联合上方，用常规助产方法不能娩出胎儿双肩，称肩难产。

一、目的及意义

解除娩肩困难。

二、高危因素

（1）巨大儿：巨大儿是引起肩难产的首位因素，约10%的巨大儿发生肩难产。

（2）妊娠合并糖尿病：糖尿病合并妊娠和妊娠期糖尿病孕产妇更容易发生巨大儿。

（3）过期妊娠：如胎盘功能正常易发生巨大儿。

（4）既往肩难产史：既往有肩难产史的产妇，再次妊娠发生肩难产的概率为7.3%~25.0%。

（5）产程异常：胎儿双顶径≥10 cm者，发生头盆不称时，胎头高于耻骨联合平面，即跨耻征阳性，表现为第一产程延长。若胎头能入盆，但是胎肩周径和胸径较大者，胎头下降迟缓，表现为第二产程延长。

（6）骨盆异常。

（7）孕妇肥胖和（或）孕期体量增加过快：此类患者都与发生巨大儿这一高危因素相关，从而导致肩难产的发生。

（8）使用胎头吸引器或产钳等。

经研究认为存在上述危险因素的孕产妇更容易发生肩难产，但是由于缺乏精确的检查方法，肩难产仍难以做到准确预测。

三、对母儿的影响

肩难产是一种产科急症，可突然发生，由于胎肩嵌顿，可导致严重不良妊娠结局。

（1）对母体影响：①产后出血、会阴阴道裂伤最常见。②子宫颈撕裂、子宫破裂。③膀胱麻痹。④生殖道瘘管。⑤产褥感染等。

（2）对胎儿及新生儿影响：①新生儿臂丛神经损伤最常见。②胎儿窘迫、新生儿窒息。③锁骨骨折，严重的导致新生儿颅内出血，神经系统异常，甚至死亡等。

四、诊断

当胎头娩出后，胎颈回缩（即"海龟"征），胎儿双肩径位于骨盆入口上方，使胎儿颏部紧贴会阴，胎肩娩出受阻，正常的宫缩无法使胎肩娩出，阴道检查排除颈部和胸部畸形即可作出肩难产的临床诊断。

五、操作步骤

一旦发生肩难产，应保持镇静，首先清理胎儿呼吸道，保持呼吸道通畅，阴道检查，排除胎儿颈部和胸部畸形，确认是由于胎儿过大引起的肩难产后，采取下列步骤和方法进行处理。

肩难产的处理步骤和方法可总结为：叫、麻、导、切、屈、压、旋、后、趴。

（1）呼叫：一旦发生肩难产，应立即呼叫，请有经验的产科医师、新生儿科医师及麻醉师到场协同抢救，迅速有效地处理。时间尽量控制在 4~6 min 娩出胎头。切勿盲目牵拉或旋转胎头。停止腹压、不建议按压子宫，因为按压子宫使胎儿前肩不断撞击坚硬的耻骨只会使问题更加严重，增加胎儿和产妇的损伤风险。

（2）麻醉：可采用吸入性麻醉。

（3）导尿。

（4）会阴切开：进行会阴切开或加大切口，以增加阴道内操作空间。

（5）屈大腿法（McRoberts 法）：产妇平躺，双腿极度屈曲贴近腹部，双手抱膝，头部抬高，下颌贴近胸部，由此减小骨盆倾斜度和腰骶角度，使嵌顿在耻骨联合上的胎儿前肩自然松解。同时适当用力向下牵引胎头而娩出前肩。此方法简单、母儿并发症少，为肩难产处理的首选方法，是肩难产唯一必须实施的处理方法。

（6）耻骨联合上方压前肩法：让助手在产妇耻骨联合上方触到胎儿肩胛骨后方，向胎儿腹部按压，使胎儿双肩周径能轻度缩小。如果尝试 30 s 失败后，则考虑下一步的处理方法。联合使用屈大腿法和压前肩法可提高成功率，研究结果显示，联合屈大腿法和压前肩法能解决约 88% 的肩难产。

（7）旋肩法：操作者以食指、中指进入阴道内，紧贴胎儿最易触及的胎肩，向前胸方向旋转，使肩膀内收并旋转至骨盆的斜径上，使嵌顿的前肩松解，该方法又称之为 Rubin 法。另一种为 Woods 旋转法，紧贴胎儿后肩背部，向侧上旋转双肩 180°，助手同时协助胎头向同侧旋转，后肩变成前肩时娩出。操作时胎背在母体右侧用左手，胎背在母体左侧用右手。

（8）牵后臂娩出后肩法：操作者手沿着骶骨伸入阴道，握住胎儿的后上肢，使其肘关节屈曲于胸前，从而协助后肩娩出。切忌抓胎儿的上臂，以免肱骨骨折。

（9）四肢着地法：让产妇双手和双膝着地，这种方法使骨盆的径线改变，可能会解除胎肩嵌顿状态。在使用以上操作方法时，也可考虑使用此体位。

上述方法无效时可将胎头推回阴道内，改行剖宫产。

六、结果标准

（1）判断准确，呼叫处理及时。

（2）动作轻柔，操作规范。

（3）能顺利将肩部娩出。

（4）无并发症发生。

七、注意事项

（1）一旦发生肩难产，应保持镇静，不要慌张。

（2）立即清理胎儿呼吸道，保持呼吸道通畅。

（3）立即行阴道检查排除胎儿畸形。

（4）切勿盲目牵拉或旋转胎头、按压子宫。

（5）确定肩难产立即呼叫，请有经验的产科医师、新生儿科医师及麻醉师到场协同抢救，迅速有效地处理。

（6）产后认真检查软产道，预防产后出血和感染。

第九节
产后子宫按摩技术

一、目的及意义

（1）促进子宫收缩，预防产后出血。

（2）教会产妇家属自己腹部按摩子宫的方法。

二、操作方法

1. 评估

（1）产妇的生命体征、面色、精神状态。

（2）阴道出血量、色、出血的速度。

（3）子宫收缩情况。

（4）膀胱充盈情况。

（5）是否需要阴道内操作。

2. 患者准备

（1）子宫按摩术进行前需要排空膀胱。

（2）需要阴道内操作时必须行会阴清洁消毒，操作时戴无菌手套。

（3）告知产妇子宫按摩的目的。

3. 检查者准备

手要温暖、指甲短，向产妇及家人解释按摩的目的和作用。

4. 操作步骤

（1）手法一：一手在产妇耻骨联合上缘按压下腹中部，将子宫上升，另一手触摸子宫底部，拇指在子宫前壁，其余4指在子宫后壁，使子宫体在两手掌之间，两手相对进行有均匀、有力而有节律地按摩子宫，促进子宫收缩，同时间断地用力挤压子宫底，使积存在子宫腔内的血块及时排出。手法一是最常用的方法，能有效地促进子宫收缩，促进产后排出宫腔内血块，以观察产后出血情况。可指导产妇或其家属掌握此操作方法。

（2）手法二：一手置于产妇腹部，在子宫体部按摩子宫体后壁，另一手握拳置于阴道前穹窿挤压子宫前壁，两手相对紧压子宫并做按摩，不仅可刺激子宫收缩，还可压逼子宫内血窦，减少出血。手法二常用于宫体收缩乏力。

（3）手法三：将一手置于产妇腹部，触摸子宫底部，拇指在子宫前壁，其余4指在子宫后壁，另一手伸进阴道内抓住宫颈前唇和后唇，均匀有力而有节律地按摩宫底和子宫下段，促进子宫下段收缩，减少因子宫下段收缩乏力引起的出血。手法三常用于经产妇产后子宫下段收缩乏力的情况。

5. 观察记录

（1）子宫收缩的情况，阴道出血量。

（2）监测产妇生命体征，病情观察。

三、结果标准

（1）子宫轮廓清晰、质地变硬。

（2）产妇阴道出血减少。

（3）产妇无明显不适感。

四、注意事项

（1）告知产妇产后子宫按摩的好处及子宫复旧的特点。子宫按摩术的健康宣教应在产妇精神状态良好的情况下进行，产妇与家属一起进行，增加家庭和谐感情。

（2）给产妇及其家属示范腹壁子宫按摩术的手法。

（3）教会产妇自我按摩子宫的手法，告知产妇有效子宫按摩的表现。

（4）让产妇或家属演示，评估是否掌握了按摩的方法。

第十节
产科常用药物使用技术

一、目标

（1）按医嘱正确用药，加强子宫收缩。

（2）正确评估观察应用过程中母儿情况，保证安全。

二、用物准备

准备静脉输液用品，胎心监护仪、氧气、吸引器、抢救器材及各种药品，新生儿呼吸管理用品，包括气管插管、给氧面罩等。

三、操作流程

（1）专人守候。

（2）缓慢静滴：遵医嘱正确配制静滴液体，开始应用 2.5 U 缩宫素加入 5% 葡萄糖液体，开始以每分钟 8 滴速度，视宫缩情况调整。最快滴速不能超过 40 滴/分。

（3）静滴期间常规持续胎心监护。

（4）注意避免长时间平卧，协助产妇侧卧位、坐位，并注意更换舒适体位。

（5）应用专用的缩宫素观察记录表记录。每隔 30 分钟～1 小时记录一次，每次调整缩宫素剂量和浓度前后、或出现异常情况时要观察记录。评估记录产妇生命体征、宫缩情况、胎心情况、缩宫素浓度、剂量、增加速度、产程进展。

（6）注意产妇饮食精神护理。注意协助产妇排尿并观察尿量。

四、注意事项

1. 正确应用

根据医嘱正确应用。产时应用缩宫素加强宫缩，只用于头盆相称并有子宫收缩乏力，出现了产程延长的产妇，胎儿情况良好。禁止应用于产程进展正常的产妇。

2. 严密观察

由医师根据宫缩和产程进展情况调整缩宫素剂量和速度，助产士应根据医嘱正确调节静滴速度，并严密观察。

3. 及时停药

应用缩宫素引发的宫缩，原则上在强度和频率上都不应超过正常的宫缩。应用缩宫素加速的产程，不应超过正常的产程。静滴缩宫素期间，如出现宫缩持续时间大于60 s，或间隔时间少于2 min，或出现胎心异常、子宫异常压痛、血尿等，或其他异常情况如产妇感觉心慌、胸闷不适等症状，要立即停止缩宫素，更换输液管道，并保留静脉通道。立即报告医师进行处理。

4. 促进内源性缩宫素产生

给产妇提供安静舒适的环境，加强心理支持，鼓励产妇家人陪伴，亲密接触，按摩减痛，促进内源性缩宫素释放，促进产程自然进展。产后立即母子接触，早吸吮，促进宫缩，减少产后出血。

第六章

案例分析

案例一

右宫角妊娠

一、临床资料

殷××，患者 34 岁，G_7P_1，平产 1 次，人工流产 5 次。停经 42 天出现不规则阴道流血，伴轻度腹痛，时有腹胀。停经 54 天因腹痛加剧到我院就诊，查尿 HCG(＋)。

体格检查：子宫如孕 7 周大小，轻压痛，右宫旁增厚。

B 超示宫内见强回声光团 3.1 cm×3.4 cm×3.1 cm，延伸至右宫角，距宫壁 1 cm，内有不规则低回声区，未见明显孕囊。后穹隆穿刺出淡黄色液体 15 mL。

入院诊断：异位妊娠难免流产。

次日 B 超下行诊刮术：宫腔深 9 cm，刮出蜕膜组织约 10 g，由右侧宫角方向可探入深 16 cm，B 超示右宫角处有直径 2 cm 低回声光团，距浆膜层 0.8 cm，仅刮出少许机化组织，残余组织与宫壁致密粘连。病理示"胎盘组织"。此后血 HCG 由术前＞100 kU/L 下降至 20 kU/L，1 周后上升至 49 kU/L。复查 B 超示子宫内偏右侧宫角妊娠残留，即给予 MTX50 mg 静脉隔天疗法，共 100 mg。此后血 HCG 值逐步下降至 6200 U/L。MTX 治疗 1 周左右下腹隐痛加剧。B 超提示子宫右角光团较诊刮术后增大至 3.0 cm× 3.2 cm×3.2 cm，中央血流丰富，滋养细胞肿瘤不能排除。给予 5-FU 1000 mg＋更生霉素 400 μg 7 天静脉滴注，用药当晚腹痛加剧，查宫颈举痛可疑，宫体右角有直径 4 cm 的突起，有压痛。

B 超示：右宫角光团直径 4.6 cm 距浆膜层 0.2 cm，立即剖腹探查。

术中见：子宫质软，右宫角处增大 5 cm×5.5 cm×4 cm 伴圆韧带外移，无破口及出血。宫体与肠段广泛粘连。左输卵管增粗，形成盲端与左卵巢粘连包裹，右附件正常。切开右侧宫角浆肌层钝性分离有增厚纤维化包膜的机化组织（3.5 cm×3 cm×4 cm，距浆膜层 0.2 cm），并修复宫角。

术后病理示："凝血块内见胎盘组织，另见平滑肌组织"。术后 1 周血 HCG 下降至 46 U/L，切口一期愈合出院。

二、会诊讨论

子宫角妊娠是一种特殊部位异位妊娠，仅占异位妊娠的 2.4%，临床诊断困难。目前为大多数人接受的诊断标准为：①腹痛伴有子宫不对称增大，继而流产或破裂。②直视下子宫角一侧扩大，伴圆韧带外移。③胎盘滞留在子宫角部，符合上述一项者可考虑宫角妊娠。如何在术前，尤其是破裂前确诊是非常重要的。B 超检查特别是经阴道 B 超的准确率为 66%~84%，是提高诊断准确率的有效手段。本病例中 B 超曾提示宫角妊娠可能，但在病程中 B 超诊断滋养细胞肿瘤，险些误导临床诊断。妊娠在 8 周以内，无腹腔内出血及子宫破裂征象的宫角妊娠可行宫腔吸刮术。宫腔刮出物送病理检查，报告"胎盘组织"，的确有助于明确诊断，但宫角妊娠行吸刮术有风险。宫角处血运丰富，出血极为活跃。另外，该处子宫内膜较宫体部薄，受孕后蜕膜发育差，胎盘植入几率大，难以吸刮干净。所以吸刮术应有急诊剖腹手术的条件，B 超监测下进行，如组织粘连紧密不能强行操作，取部分组织明确诊断有利于近一步治疗。

该患者 B 超图像，尤其是刮宫后检查示：子宫右侧壁见形态不规则增强回声光团，内布满大小不一液性暗区，血流丰富呈球形。根据多次检查结果，符合滋养细胞疾病图像。病灶中未见胚囊，加之宫角处血流丰富，使超声图像中呈增强光团，血流丰富，此通常是滋养细胞肿瘤的表现，故易误诊。

刮宫见胎盘组织，妊娠是明确的。根据术前的临床征象：持续下腹隐痛、残留于宫角（壁）的光团逐渐增大、HCG 值居高不下、B 超提示右宫角病灶回声混乱，血供丰富。虽然流产后仅间隔 1 个月，但仍有绒癌可能。所以建议先行化疗。必要时腹腔镜检查，明确诊断。局部血供极其丰富，取活检或切除病灶时要万分小心，做子宫切除准备。

25% 的绒癌发生于流产后，但一般发生在妊娠后 6 个月以上。虽然 B 超提示滋养细胞疾病，但辅助检查仅供临床参考，绒癌诊断依据不足。宫角处诊刮，病理见胎盘组织，首先诊断宫角妊娠，所以不适合化疗。建议腹腔镜检查或剖腹探查，术中阻断子宫动脉血供，应用血管阻断钳或子宫动脉处缝扎，然后宫角切开活检或切除，送病理检查，必要时切除子宫。

明确的宫角妊娠也可以保守治疗，首选药物是甲氨蝶呤（MTX）。本例患者在诊刮病理检查后，HCG 一度下降后又升高，曾静脉应用 MTX，一周内 HCG 水平明显下降。但受 B 超诊断的影响未予第二疗程治疗，而改用 5-FU、更生霉素治疗。疗程中患者腹痛症状加剧，为防止子宫破裂而行急诊剖腹手术。手术既避免了大出血，又有助于最终明确诊断。宫角妊娠少见，早期诊断比较困难，必须结合症状、B超、血HCG值、后穹隆穿刺、诊刮后病理报告等综合考虑。保守治疗过程中密切观察症状、体征变化，及时手术。本例患者术中见病灶距浆膜层仅0.2cm，如果延误手术时机，可能子宫破裂大出血，甚至危及患者生命。

三、最后诊断

右宫角妊娠。

四、病例总结

这是一个很有意义的病案，在诊断过程中走过一段曲折的路，开始时怀疑为异位妊娠或难免流产，刮宫亦曾在子宫右角刮出机化组织，病理诊断为"胎盘组织"，B超亦曾显示为子宫内偏右侧宫角妊娠残留，用MTX药物治疗，HCG滴定度下降，以后又上升，再次B超疑为滋养细胞肿瘤，因而又改为化疗。发生在流产后或足月妊娠后的滋养细胞肿瘤距流产或足月妊娠终止的时间一般都在6个月以上；而本次刮宫发现胎盘组织后血HCG值始终未降至正常范围内，所以本病只能是胎盘未被完全清除的延续，如果考虑到B超曾显示子宫内偏右侧宫角妊娠残留，则诊断可以迎刃而解了。因此，诊断必须按照疾病发展规律来考虑，B超仅提供了图像上的解释，病理诊断才是真正的金标准。

案例二
子宫峡部妊娠合并胎盘植入

一、临床资料

许××，年龄：21 岁，未婚，人流一次。因为突发性阴道大量出血 2 小时急诊入院。患者末次月经 12 月 10 日，1 月 29 日（停经 49 天）起阴道少量流血，无腹痛，自查尿 HCG（＋）。2 月 27 日外院妇科检查发现子宫体饱满，双附件正常大小，B 超显示"宫腔及宫颈内见不规则液性暗区，双附件无异常"，拟诊"难免流产"。抗感染 3 日后，于 3 月 3 日行清宫术，术时探宫腔 11 cm，刮出组织 40 mL，未见明显绒毛组织。术中出血约 350 mL，共用了 40 单位催产素宫颈注射以及 20 单位催产素静脉滴注后出血减少。术后病理报告提示"子宫内膜散在滋养细胞，见蜕膜急性坏死，子宫内膜符合妊娠改变"。3 月 13 日患者因为阴道出血未停止而复诊，复查尿 HCG（＋），B 超检查"见宫颈内口 4.6 cm×4.2 cm×4.8 cm 不均质低回声，血供丰富，提示宫颈异常回声，肌瘤可能"，患者拒绝住院观察，门诊给予抗生素和药物止血治疗。3 月 21 日阴道出血仍未止，复查尿 HCG（＋）。4 月 9 日（停经 120 天，清宫术后 36 天）患者无诱因下突发阴道大量出血，约 1000 mL，不伴腹痛，急诊来院。

体格检查：神萎，面色苍白，体温 37 ℃，血压 80/45 mmHg，心率 60 次/分，律齐，呼吸 22 次/分，腹软无压痛。

妇科检查：阴道内大量血块，宫颈光，宫口容一指，无举痛，子宫体前位，略大于正常，双侧附件未及明显包块。

实验室检查：尿 HCG 阴性，血红蛋白 85 g/L。

入院诊断：宫内残留失血性休克。

静脉快速补液，血压上升到 109/70 mmHg 时，立即外阴消毒后行清宫术。探针探查宫颈长 4 cm，宫腔深 9 cm 时，即刻宫颈口涌出大量鲜血，快速负压吸引宫腔一周，吸出极少量组织，未见绒毛，宫颈注射催产素 20 单位后，纱布填塞宫颈口及阴道，以后未有阴道流血。用 MTX 静脉滴注 50 mg/d×2 天后，再次妇科检查：阴道通畅无异常，宫颈正常大小，宫口闭，子宫体正常大小，子宫后壁峡部有一突起直径为 3 cm，双侧附件未及包块。

辅助检查：4 月 9 日血 β-HCG 83 U/L，4 月 14 日血 β-HCG 230 U/L，4 月 14 日 B 超"子宫腔内无异常回声，子宫后壁峡部与宫颈内口处见一片边界欠清的等回声光团 4.2 cm×5.7 cm×6.0 cm，内布满液性小囊，血流丰富，病灶距浆膜层 0.43 cm"。胸部摄片未见异常结节。子宫腔刮出物的病理报告为"凝血块中见变性胎盘组织"。

4 月 15 日行剖腹探查，术中见子宫前位，宫体正常大小，子宫左后壁近峡部处有直径 5 cm 肿块突起，表面色红，质软，于子宫后壁近峡部处横行切开肿块表面的子宫浆膜层和肌层，见肿块内为血块及机化组织，未见明显绒毛，肿块内壁已达宫腔，完整取出肿块后分层缝合子宫肌层和浆膜层。

术后病理报告：标本为蜕变胎盘组织。

术后伤口愈合良好，4 月 21 日(术后 5 天)复查血 β-HCG20 U/L，血红蛋白 129 g/L，B 超"宫内无残留，子宫后壁峡部部分回声偏低，部分强回声"。出院随访中。

二、会诊讨论

患者未婚，有人工流产史。此次妊娠后一直有无痛性的阴道出血，超声检查未见宫内妊娠迹象，应该警惕异位妊娠的可能。异位妊娠大部分发生在输卵管部位，宫颈妊娠和腹腔妊娠较少见，一旦发生，常有难以控制的大出血和休克，危及生命。患者第一次清宫时出血较多，但用催产素可以控制，而且宫颈没有明显的膨大，虽然术后 B 超提示"宫颈内口异常回声"，但诊治者未考虑到异位妊娠的可能性，没有将患者留院观察，以致再次子宫大出血造成休克。

宫颈妊娠指胚芽种植生长和发育在子宫颈管，较为罕见，可危及妊娠妇女的生命。其发生原因有：受精卵运行太快种植在颈管、子宫发育不良子宫畸形、反复妊娠分娩或人工流产损伤子宫内膜形成瘢痕、妨碍孕卵在宫腔着床。

临床诊断的依据有：①闭经伴无痛性阴道出血。②宫颈软而大，宫颈大于宫体。③胚囊完全种植在颈管内。④宫颈内口闭合，外口扩张。

超声诊断为：①子宫腔内弥漫性无定形回声，子宫增大无胚胎。②宫颈管增大宫颈管内可见多个不均匀区域或胚囊胚芽。③宫颈内口关闭。

病理检查可发现：①胎盘附着处有颈管腺组织。②胎盘紧密粘连在宫颈管处。③胎盘位于子宫血管水平或前后腹膜返折下。④宫腔内无胎儿胎盘成分。

根据患者有停经后出血，刮宫组织中没有见妊娠物，B 超宫内无妊娠迹象，异位妊娠可能性极大。该患者清宫时有大量出血，无腹痛，无腹腔内出血，妇科检查和 B 超均未发现双侧附件有肿块，B 超提示宫颈管膨大有异常回声，故而应诊断为宫颈妊娠。以往宫颈妊娠的治疗大部分采取子宫切除术，近年来有报道对于宫颈妊娠行保守治疗成功。考虑该患者未婚未育，应尽量保留子宫，可以采取化学药物治疗，目前常用 MTX 静脉滴注或局部注射，也有报道用天花粉静脉注射。

该患者病史较长，病情较复杂，有多次检查和手术史，但都未彻底治愈并且有加重，因此要考虑几个可能的诊断：①患者有妊娠后刮宫史，术中未见绒毛组织，术后一月有子宫大出血，要考虑手术时子宫穿孔造成宫内残留的可能。②患者有停经后阴道出血史，妊娠试验阳性，清宫未见绒毛，刮宫时有大量活动性出血，B 超见宫颈内口处异常回声，宫颈异位妊娠的可能性较大。但第一次清宫术后的病理检查中找到滋养细胞，妇科检查发现宫颈无明显膨大、子宫体略大于正常，因此宫颈妊娠的诊断依据不足。③患者既往有妊娠史，清宫术未见绒毛，术后一月血 β-HCG83 U/L（正常 < 25 U/L），有突发子宫大量出血，无腹痛，滋养细胞疾病不能完全排除。建议可以行彩色多普勒超声三维立体成像或核磁共振帮助诊断。关于治疗方案，因为患者未婚未育，首先用了 MTX 保守治疗，但治疗后 HCG 滴度上升，肿块有增大趋势，为防止病情进一步发展，应采用手术治疗。

依据病史，该病例有以下特点：①患者既往有人工流产史，可能已有子宫的损伤。②此次妊娠以来一直有阴道出血，第一次子宫刮出的组织虽然未见明显绒毛结构，但病理报告有"滋养细胞"。③第一次清宫术后一月才有子宫大出血，HCG 滴度上升，子宫后壁峡部的肿块逐渐增大，MTX 疗效差。④妇科检查宫颈没有明显膨大，B 超提示肿块位于子宫后壁峡部与宫颈内口处。⑤手术时见肿块位于子宫后壁峡部。因此除了考虑宫颈妊娠外，还应该考虑胎盘绒毛植入的可能，尤其是种植在峡部。本例刮宫失败的原因与绒毛植入肌层有很大关系。

子宫颈管和峡部与子宫体不同，平滑肌少，纤维结缔组织多，收缩性差，出血量多却没有腹痛，容易误诊为不全流产。宫颈妊娠的病理诊断标准是胎盘种植处对面的组织内一定要有宫颈腺体，胎盘与宫颈紧密接触。胎盘组织必须位于子宫血管进入子宫的水平，或者在子宫前后腹膜返折水平以下，而宫内无妊娠物。峡部妊娠位于子宫体与宫颈间最狭窄的部分，胎盘种植部位以下可见宫颈腺体，宫腔内无妊娠物。B 超是辅助诊断的重要工具，宫腔内无妊娠迹象，宫颈或峡部见孕囊或液性暗区，有时液性暗区可侵入肌层内。最后确诊需通过病理证实。对宫颈和峡部妊娠，有大出血时应该行子宫切除，该患者希望保留生育功能，可以行保守型的手术治疗。

宫颈妊娠和峡部妊娠早期症状与流产相似，停经后有不规则阴道出血，刮宫手术可以引发难以控制的大出血。胎盘绒毛植入是妊娠罕见的并发症，大部分在足月分娩处理第三产程时才发现，早期发现更为罕见，一般认为子宫黏膜缺乏或缺陷是胎盘植入的病理基础。既往手术造成子宫损伤，绒毛植入在瘢痕处，胚胎因为缺少血供而生长不良，出现停经后阴道出血，而行吸宫手术时不易清除孕囊，甚至造成子宫大出血，有时需行子宫切除术。

　　本例患者孕早期有阴道出血，符合绒毛滋养细胞侵蚀子宫肌层，使血管破坏发生出血；清宫无法清除妊娠物，反而损伤血管造成出血。保守治疗使用 MTX 效果不佳，病灶逐渐增大，HCG 逐渐上升，在没有大出血的情况下，要保留生育功能，可以手术直视下切除局部病灶。患者肿块位于子宫后壁峡部，术时完整切除肿块，病理报告为"蜕变胎盘组织"，符合绒毛植入子宫峡部的诊断。术后 HCG 下降明显，B 超未见异常回声，伤口愈合良好。但术后应至少避孕两年以上，再次妊娠早期需行妇科检查，孕晚期加强产科检查以防子宫破裂。

三、最后诊断

　　子宫峡部妊娠合并胎盘植入。

四、病例总结

　　该患者停经 49 天后反复阴道出血 71 天住院，此前因"难免流产"曾在门诊刮宫一次仍流血，至入院时距上次清宫术已 36 天，刮宫时大出血达 1000 mL。因考虑尿 HCG 阳性，故静脉滴注 MTX50 mg/d×2 天后，B 超见子宫峡部与子宫颈内口处有边界欠清的等光回声团，故决定剖腹探查，自子宫后壁近峡部处切开肿块表面的子宫浆肌层，取出血块及机化组织，病检证实为蜕变胎盘组织，故为峡部妊娠。对本患者的处理，医生是谨慎的，因患者未婚，无子女，为长久计，以保守性处理，更为妥善，先用MTX，再在局部做清理手术和明确诊断，其子宫得以保留，所以处理是成功的。

案例三
子宫直肠陷凹妊娠

一、临床资料

患者，女，25 岁。末次月经 2 月 10 日，经量、经期同既往。停经后无恶心、呕吐等早孕反应，停经 56 天时（4 月 6 日）出现阴道流血，量少，色暗红，不伴腹痛、发热，于当地医院就诊，查尿 HCG(+)，给予保胎治疗（具体不详），无好转。4 月 8 日感阴道流血增多，有血凝块，未见组织物及水泡样物，在私人诊所做 B 超提示宫内未见孕囊，行清宫术，未见绒毛，未送检，之后阴道流血淋漓不净，色暗红，每日用护垫一张，无发热、腹痛及肛门坠胀感。4 月 24 日再次就诊于私人诊所，肌注止血针后，阴道流血无明显减少。入院前 40 分钟，无明显诱因突发下腹持续性疼痛，阵发性加剧，伴头晕、乏力及轻微肛门坠胀感，急诊收入我院。

月经婚育史：13 岁，6 ~ 7 天，28 ~ 29 天，末次月经 2 月 10 日，G_3P_0。

体格检查：急性痛苦面容，贫血貌，腹肌紧张，下腹压痛，无反跳痛，移动性浊音(+)。

妇科检查：外阴已婚未产式，阴道通畅，少量暗红色血液，后穹隆饱满，宫颈轻度糜烂，举痛，宫体前位，正常大小，压痛，子宫右后方扪及约 7 cm × 6 cm × 6 cm 大小质软包块，边界欠清，不活动，压痛。

辅助检查：尿 HCG(+)；后穹隆穿刺抽出 5 mL 暗红色不凝血。

入院诊断：①腹腔内出血，异位妊娠。②失血性贫血。

入院后积极术前准备，急诊行剖腹探查术。术中见：腹膜蓝染，腹腔内游离血 1500 mL，血凝块约 500 g，子宫前位，正常大小，表面光滑，双侧输卵管、卵巢外观无异常。挤压双侧输卵管，伞端未见血液溢出，探查子宫直肠陷凹处见血凝块附着，清除血凝块后见子宫直肠返折腹膜有一横形裂口长约 5 cm，活动性出血，破口处见血凝块及陈旧坏死样组织，台上检查清除血凝块内无明显绒毛。遂经腹与经阴道同时探查，盆腔内病灶位于直肠阴道隔、后穹隆上方偏右侧，未穿破阴道黏膜。因破口处病灶出血活跃，考虑可能为绒癌，未继续清除血凝块，留取腹腔内血液和静脉血各 5 mL 做 HCG 检查，病灶处予明胶海绵、止血纱布压迫约 20 分钟后未见活动出血，缝合腹膜裂口，逐层关腹。术中腹腔血 HCG 82.4 U/L，静脉血 HCG 44.9 U/L。子宫直肠陷凹处血凝块送病理检查。因术中情况比较特殊，行全科讨论。

二、会诊讨论

本例患者临床特点：①生育年龄期妇女。②临床表现为停经、流血、腹痛。③查体：贫血貌，腹部体征符合内出血表现。④妇检：后穹隆饱满，宫颈举痛，宫体正常大小，右后方扪及包块。⑤后穹隆穿刺抽出不凝血，尿 HCG（＋）。⑥术中发现子宫及双附件正常，病灶位于子宫直肠陷凹，且出血比较活跃，未见绒毛。⑦腹腔及静脉血 HCG 均不高。

患者以急腹症入院，后穹隆穿刺出不凝血，诊断腹腔内出血明确。根据临床表现有停经、流血、腹痛及盆腔包块，尿 HCG 阳性，符合典型的异位妊娠，应进行剖腹探查。术中见子宫及双侧附件均无异常，子宫直肠陷凹处有血凝块及破裂出血，但未见绒毛。从出血比较活跃来看，要考虑绒癌，但血 HCG 低，不太好解释。另外也有可能为异位妊娠中特殊的一种：腹腔妊娠，绒毛种植于子宫直肠返折腹膜，向直肠阴道隔生长并穿破腹膜产生裂口，造成内出血。然而按停经月份算，接近 3 个月，应可见胎儿，但术中肉眼看不见绒毛也是值得探讨的地方。挤压双侧输卵管无血液流出，尿 HCG 阳性，可排除出血性输卵管炎。

腹腔妊娠少见，发生率约为 1∶15000。腹腔妊娠是指位于输卵管、卵巢、阔韧带以外的腹腔内妊娠。分原发性和继发性两种，多为继发性，主要继发于输卵管妊娠流产或破裂；原发性腹腔妊娠很少见，是指受精卵直接种植于腹腔腹膜、肠系膜或大网膜上生长发育。诊断原发性腹腔妊娠必须满足三个条件：①两侧输卵管和卵巢均正常，无近期妊娠的证据。②无子宫腹膜瘘形成。③孕卵附着于腹膜等处，不与子宫、输卵管、卵巢相连。从该患者病史中孕早期无腹痛，即无可疑输卵管妊娠流产或破裂史；术中情况看，子宫及双附件正常，破裂处位于子宫直肠返折腹膜上，且与子宫、输卵管、卵巢均不相连，应属于原发性腹腔妊娠。术中未见绒毛，可能因为绒毛活性比较低或趋向死亡，凭血 HCG 44.9 U/L，偏低，也可解释这一点。

分析患者整个诊治经过，在处理过程中有不当之处，以致多次漏诊。首先，停经近 2 个月时出现阴道流血，仅查尿 HCG（＋），就给予保胎药，未做妇科检查了解子宫大小与停经月份是否相符，也未做 B 超观察胎儿情况，在诊断尚不明确的情况下盲目地采用保胎治疗。第二，保胎无效后阴道流血增多，私人诊所 B 超宫内未见孕囊，却行清宫术，处理欠妥当。若考虑为流产，宫内无异常，也为完全流产，无须清宫。清宫未见绒毛，也未引起重视，既不送检，也不进一步检查。第三，清宫术后半月阴道流血淋漓不净，再次就诊于私人诊所，未检查原因，仅给对症止血治疗。这样看来，若在上述三个方面能仔细检查，可能会更早明确诊断，不至于等到出现腹腔内出血才再次就诊。虽然此前临床表现不太典型，无腹痛，但仍不能忽视异位妊娠的存在。因此，值得我们借鉴。

该患者诊断绒癌有几点不支持：①从病史看，4 月 8 日阴道流血增多时 B 超未发现异常，仅 20＋天就出现了绒癌盆腔内病灶，发展速度过快，比较少见。②虽然术中出血活跃，但经过纱布压迫和缝合腹膜后血止，若为绒癌侵蚀腹膜靠缝合是不容易止血的，直肠阴道隔出血除需盆腔压迫、填塞外，还必须同时阴道压迫，才能够压紧、止血。③血 HCG 太低，虽然绒癌 HCG 可以比较低，但相对少见。因此，诊断考虑腹腔妊娠可能性大，且为原发性腹腔妊娠。妊娠时胎盘种植处血供丰富，出血也可以很活跃。早期的腹腔妊娠很难术前确诊，往往因为腹腔内出血行剖腹探查才发现。若妊娠至中期，可通过查体、B 超等检查明确诊断，一经确诊，应及时剖腹取出胎儿，对胎盘的处理视着床部位、胎儿死亡时间而定。如胎盘附着于大网膜或阔韧带表面，或胎儿已死亡、胎盘循环停止，胎盘剥离无困难的情况下可考虑一期取出；若胎盘附着或种植于非重要器官，并且切除部分脏器不影响其功能者，可考虑连同附着器官一并切除；如胎盘与脏器牢固粘连或靠近大血管处，胎儿存活或死亡时间短，不宜强行剥离，否则会造成大出血、脏器损伤，则在胎盘侧脐带根部结扎、切断，将胎盘部分或全部留置腹腔，大多以后能自溶吸收，术后定期检测血 HCG，若下降可不必采用化疗，若持续不降，可附加化疗（如 MTX 或米非司酮），以加速滋养细胞的蜕变，促进吸收。此患者盆腔内有残留病灶，应随访血 HCG 的变化，若不下降，说明还有绒毛或部分绒毛存在，即可应用 MTX，如同异位妊娠的药物保守治疗。

三、最后诊断

术后 3 日复查血 HCG 为 10.2 U/L，几乎正常。病理检查结果为子宫直肠陷凹妊娠。

四、病例总结

原发性腹腔妊娠是罕见的。本例通过剖腹探查和最后病检结果，证实为该病，并获治愈。但在整个治疗过程中，确有很多不足之处，值得回顾和分析，以便从中吸取教益。

患者在停经 56 天后出现阴道流血而就医，当地医师检测尿 HCG 阳性就盲目药物保胎是错误的。因为尿 HCG 阳性除表明患者可能为先兆流产外，还有可能是稽留流产或异位妊娠。因为保胎治疗仅对先兆流产有所裨益，但对其他两种情况都是有害无益的，特别是对异位妊娠更是火上加油，可能加剧病情发展。

患者在保胎无效后行 B 超检查，因宫内未见孕囊行清宫术是合乎诊疗原则的，但未将刮出物送病检就认为是流产，贻误了对异位妊娠的及时诊治，导致两周后异位妊娠破裂而行剖腹探查。

异位妊娠的治疗有手术和保守两种不同方法。若患者无腹痛内出血等临床症状，且血 HCG 值在 1000 U/L 以下时，多采用化学药物杀胚的保守疗法，甚至还可采用期待疗法而治愈。但此例在手术探查时，外周血 HCG 值仅 44.9 U/L，腹腔血 HCG 值亦仅82.4 U/L，（如用尿液测定 HCG 时为阴性）似说明原发性腹腔妊娠不同于一般输卵管妊娠，即使仅少量活的绒毛，原发病灶极小，亦可侵蚀种植部位血管导致腹腔内出血。因此人们在因腹腔内出血而行剖腹探查时，如输卵管正常，应警惕和仔细探查有无原发性腹腔妊娠的可能。

此例如能在剖腹探查前 2 周诊断性刮宫未见绒毛时即诊断为异位妊娠而给予 MTX等药物杀胚保守治疗，虽然极有可能达到治愈的目的，从而避免以后的腹腔妊娠破裂出血和手术治疗，但无疑也将无法作出原发性腹腔妊娠的确切诊断。

案例四
妊娠剧吐合并代谢紊乱

一、临床资料

女，28 岁，已婚，无业。平时月经规律，末次月经 10 月 20 日。停经 40 日查尿 HCG（＋），停经 60 日开始出现恶心呕吐，每日 3~4 次，逐渐加重，达 10 次，不能进食，呕吐物有少许血丝，大便发黑伴轻微腹痛，心慌气短，口周及脚麻木，来我院急诊查血钾（K^+）13.1 mmol／，肝肾功正常，KET 80 mg/d，血气分析示呼碱失代偿，1 月 13 日收入本院。既往体健，否认肝炎，结核病史，否认消化道疾患史，否认外伤手术史，否认药物过敏史。生于原籍，未到过疫区及传染病区。

月经婚育史：14 岁，10 天，30 天，量中，无痛经，已婚，丈夫体健，未避孕，本次为第一次妊娠。否认家族性遗传病史。

体格检查：体温 36.8 ℃，呼吸 50 次／分，脉搏 120 次／分，血压 110/70 mmHg。一般情况略差，营养中等，神清，查体合作。皮肤黏膜未见出血、黄染，浅表淋巴结不大，头颅五官无异常，双侧孔等大等圆，对光反射存在，巩膜轻度黄染。颈软，无抵抗，颈静脉无怒张，甲状腺不大，气管居中，胸廓无畸形，胸骨无压痛，心率 120 次／分，律齐，双肺呼吸音清，未闻干、湿啰音。腹软，膨隆，肝脾肋下未及，右上腹及剑下压痛（＋），未及明显包块，肠鸣音正常。双肾区无叩痛，下肢无浮肿，生理反射存在，病理反射未引出。

妇科检查：未做。

血常规：血红蛋白（Hb）137 g/L，白细胞（WBC）9.4×10^9/L，颗粒 60%，血小板（PLT）199×10^9/L，红细胞比积（HCT）41.3%。

尿常规：比重（SG）≥1.030，酮体（KET）≥80 mg/dL，蛋白（PRO）30 mg/dL。

大便常规：隐血阳性。

血电解质：钾（K$^+$）3.1 mmol/L，肌酐（Cr）0.6 mg，尿素氮（BUN）7 mg，丙氨酸氨基移换酶（ALT）181 U/L，总胆红素（TBil）0.6 mg/dL。

超声：肝、胆、胰、脾、双肾超声检查未见异常，宫内早孕，头臀长（CRL）4.7 cm，胎心搏动好。

血气分析：pH 7.566，PaCO$_2$ 12.3 mmHg，PaO$_2$ 63.3 mmHg，HCO$_3$ 11.2 mmol/L，SaO$_2$ 94.9%，提示呼碱失代偿。

心电图：窦性心动过速。

入院诊断：宫内孕12周；妊娠剧吐合并代谢紊乱；上消化道出血；低钾血症。

患者入院后予以补液、纠正低钾及尿酮症，面罩吸氧等处理，一般状况较前好转，但仍有恶心呕吐及上腹隐痛，复查血气仍提示呼碱失代偿。血钾（K$^+$）4.0 mmol/L，尿酮体（KET）微量，尿糖500 mg/dL。内科会诊考虑为上消化道病变可能大，可能为食管或胃贲门部黏膜撕裂出血。予以止吐、解痉、制酸及保护胃黏膜等对症处理及心理护理。营养科会诊后予以静脉高营养，补充维生素及微量元素。

转归：1月19日，一般情况明显好转，无恶心呕吐，进食普食。复查超声示宫内中孕，胎儿双顶径（BPD）2.0 cm，羊水3.3 cm，胎心规律。1月21日出院，回当地产前随诊。

二、会诊讨论

本例患者的临床特点：①女性，28岁，已婚，G$_1$P$_0$。②主诉为停经85天，恶心呕吐20天，加重一天，呕吐物有少许血丝，大便发黑伴轻微腹痛，心慌气短，口周及脚麻木。③既往体健，否认肝炎，消化道疾患史。④体格检查：呼吸，脉搏快，一般情况略差，巩膜轻度黄染。心率120次/分，律齐，各瓣膜区未闻明显杂音，双肺呼吸音清，腹软，右上腹及剑下压痛（+），下肢无浮肿。⑤实验室检查。血常规：Hb 137 g/L，HCT 41.3；尿常规：SG≥1.030，KET≥80 mg/dL，PRO 30 mg/dL；大便隐血阳性；血电解质：K$^+$3.1 mmol/L，Cr 0.6 mg，BUN 7 mg，ALT 181 U/L；超声：宫内早孕，胎心搏动好；血气分析提示呼碱失代偿；心电图：窦性心动过速。

根据病史、临床症状及查体，患者妊娠早期出现以恶心、呕吐为主要症状的症候群，出现水、电解质紊乱，查体及辅助检查发现呼吸，脉搏快，右上腹及剑下压痛（+）；尿妊娠试验阳性，尿酮体及蛋白阳性，比重增加；大便隐血阳性；血常规示血液浓缩，血红蛋白及红细胞比积增加；血电解质示血钾降低，肾功能正常，肝功能受损；超声示宫内早孕；血气分析提示呼碱失代偿；心电图示窦性心动过速。故本例患者诊断为宫内孕12周，妊娠剧吐合并代谢紊乱。由于呕吐剧烈，引起上消化道黏膜裂伤；同时由于维生素C缺乏，血管脆性增加，造成消化道黏膜破裂出血。

（一）妊娠剧吐合并代谢紊乱的主要诊断依据

1. 临床表现

有停经史，妊娠早期出现反复恶心、呕吐，初起为晨吐，以后逐渐加重，直至呕吐频繁不能进食，呕吐物中有胆汁或咖啡渣样物。严重者可导致全身乏力、精神萎靡、明显消瘦，皮肤、黏膜干燥，眼球凹陷；严重者可出现血压下降，体温升高，尿量减少，视网膜出血，甚至昏迷。

2. 妇科检查

妊娠子宫。

3. 辅助检查

（1）尿：①尿妊娠试验阳性。②尿酮体阳性。③尿蛋白或管型阳性。

（2）血：①血常规示血液浓缩，红细胞及血红蛋白升高、红细胞比积增加。②血电解质示血钾、血氯浓度降低，二氧化碳结合力下降。③肝、肾功能：严重者可出现肝、肾功能受损；④血气分析：了解血液 pH 值、碱储备及酸碱平衡情况。

（3）心电图检查：及时发现高血钾或低血钾是否对心肌产生影响。

（4）超声检查：了解宫内胚胎发育情况，以排除葡萄胎。

（5）眼底检查：了解有无视网膜出血及视神经炎。

（二）妊娠剧吐与内分泌因素及精神神经因素

妊娠剧吐的原因迄今未明，可能与内分泌因素及精神神经因素平衡失调有关。

1. 内分泌因素

一般认为，妊娠反应与妊娠引起的内分泌改变有关。

（1）甲状腺激素：文献报道最多的是有关妊娠剧吐患者甲状腺功能的改变，70%的妊娠剧吐患者出现高甲状腺素血症，其症状严重程度与游 T_4 和 TSH 明显相关。

（2）人绒毛膜促性腺激素：妊娠反应的发生和消失过程与孕妇血 HCG 值的上升和下降时间相吻合，且孕吐最严重时血 HCG 水平最高；葡萄胎和多胎妊娠时孕妇血 HCG 值显著升高，妊娠剧吐发生率亦显著升高；妊娠终止后，症状立即消失，故认为妊娠剧吐与血 HCG 值增高密切相关。

（3）肾上腺：肾上腺皮质功能低下，其皮质激素分泌不足，体内水及糖类代谢紊乱，出现恶心、呕吐等消化道症状，应用 ACTH 及皮质激素治疗时，症状可明显改善，故亦认为肾上腺皮质功能降低与妊娠剧吐有一定关系。

（4）雌激素：体内雌激素水平升高可以引起恶心、呕吐等消化道症状，故亦有人认为妊娠剧吐是由于血浆雌二醇水平迅速升高引起。

2. 精神心理因素

大量研究表明，孕妇的精神和心理状态是导致妊娠剧吐的不可忽视的因素。精神抑郁、紧张的孕妇比精神和心理状态正常的孕妇更易于感受作用于大脑催吐中心的刺激，引起恶心和呕吐。

3. 神经因素

呕吐是中枢神经系统的一种反射。妊娠剧吐的神经因素有两种可能：一是妊娠早期大脑皮质的皮层下中枢的兴奋和抑制过程失衡，使丘脑下部的各种自主神经活动紊乱，引起妊娠剧吐；二是妊娠期子宫增大，其内感受器受到刺激，传至大脑中枢，引起反射性反应，出现恶心和呕吐症状。

4. 其他因素

其他相关因素还包括婚姻状态、年龄、胎次、种族、失业、战争等。有严重痛经史者，妊娠剧吐的发生率较高。

（三）鉴别诊断

妊娠剧吐的主要鉴别诊断如下。

1. 急性胃肠炎或慢性胃炎急性发作

可出现恶心、呕吐，甚至引起脱水、血压下降等症状，与妊娠剧吐类似。但本病多有饮食不当史，常伴有上腹或全腹部阵发性疼痛伴腹泻，大便检查出现白细胞。对症处理后，症状明显缓解。

2. 病毒性肝炎

严重的妊娠剧吐出现黄疸、肝功能异常，其临床症状与病毒性肝炎类似，但后者呕吐较轻，常伴有腹泻、纳差、全身乏力、低热等症状以及肝区疼痛等，常有肝炎患者接触史，血液检查肝功能明显升高及肝炎检测指标阳性。

3. 神经官能性呕吐

本病的特点是呕吐的发作与进食和精神刺激密切相关，虽然长期反复发作，但不影响营养状态，肝肾功能正常。可据此与妊娠剧吐相鉴别。

4. 偏头痛

本病多始于青春期发病，以阵发性半侧头痛为主，伴恶心、呕吐，妊娠可诱发此病，发作前常有乏力、嗜睡或烦躁不安等前驱症状。

5. 妊娠良性颅内压增高症

多发生于妊娠1～4月，极为少见，病因不清。常见症状为头痛、恶心、呕吐，视力减退、复视、耳鸣等。典型体征为双侧视乳头水肿，部分可有外展神经麻痹，颅内压增高。

6. 溃疡病

溃疡病常出现上腹部疼痛、嗳气、泛酸，与饮食有关，胃溃疡病常于饭后30分钟至2小时发作，十二指肠溃疡多发生于空腹及夜间，与妊娠无关。妊娠剧吐与妊娠有关，以晨吐或饭后吐为主，有时出现上腹部疼痛，但无规律性。

7. 胆囊炎

多于食油腻食物后发生恶心、呕吐，伴右上腹部持续性或阵发性绞痛，常向右肩放射，伴发热、寒战、黄疸。上腹部检查可见腹肌紧张，胆囊区可触及肿大的胆囊，压痛明显，Murphy 征阳性。B 超检查示胆囊增大，囊壁毛糙。

8. 胆道蛔虫症

除恶心、呕吐外，伴上腹部剑突下右下方阵发性绞痛，疼痛剧烈，患者弯腰、屈膝、辗转不安，有时可吐出蛔虫。当蛔虫全部钻入胆道后，疼痛转为持续性，并向肩背部放射。查体示腹软，剑突右下方触痛明显。大便检查有虫卵。B 超检查示胆道内有平行光带的蛔虫体。

9. 胃肠道癌

与妊娠无关。本病早期无症状，出现上消化道症状后常伴有不规律的腹痛、消瘦，大便带血或黏液，上述症状孕前可存在。大便隐血试验阳性。胃镜检查、X 线钡餐全消化道检查或钡灌肠检查、CT 检查等可协助诊断。

10. 前庭功能紊乱的运动病与内耳眩晕症

常伴恶心呕吐。常于变动头部位置时发作，继而眩晕出现，伴有剧烈恶心、呕吐、耳鸣，眩晕症状典型，检查可见眼球颤动。

由于医疗保健条件的改善以及治疗手段的进步，大多数妊娠剧吐患者都能获得及时治疗，故出现严重并发症者并不多见，绝大多数妊娠剧吐患者预后良好，仅有极少数的上述患者因病重而终止妊娠。

（四）妊娠剧吐并发症

个别重症患者仍有可能发生下列情况。

1. 低钾血症或高钾血症

如未能及时发现及时处理，可引起心脏停搏，危及孕妇和胎儿生命。

2. 消化道黏膜裂伤或出血

严重时甚至可出现消化道穿孔，表现为胸痛、剧吐、呕血，需急诊手术治疗。

3. Wernicke 脑病

多继发于妊娠剧吐 1 个月以上，约 10% 的严重妊娠剧吐患者并发该综合征。妊娠剧吐患者如出现精神、神经症状，脑电图检查示弥漫性慢波或正常；脑脊液检查蛋白质轻度增多；血丙酮酸含量显著升高，即应考虑本病。

三、最后诊断

宫内孕 13 周；妊娠剧吐合并代谢紊乱；上消化道出血。

四、病例总结

妊娠剧吐的发生可能与内分泌因素及精神神经因素平衡失调有关，此类患者的治疗应根据病情轻重，对症处理。

1. 轻度呕吐

尿酮体（－），可在门诊治疗。指导患者少吃多餐，加强营养，避油腻、甜品，宜进清淡、易消化的食物；了解患者的思想情绪，解除其顾虑，并注意患者的精神状态，多加鼓励；适当休息，减轻工作压力；予以维生素 B_1、B_6 及维生素 C 口服。

2. 中度呕吐

尿酮体（＋）～（＋＋），需选用下述方法之一输液。

（1）静脉注射 50% 葡萄糖 100 mL ＋ 维生素 C 500 mg，同时肌注维生素 B。

（2）静脉滴注 5%（或 10%）葡萄糖 2500 mL ＋ 5% 葡萄糖盐水 500 mL ＋ 维生素 C 1 g，并肌内注射或静脉滴注维生素 B_6，口服维生素 B_1。症状缓解后查尿酮体，若阴性，次日晨重复化验尿酮体，并继续巩固治疗 1～2 天。

3. 重度剧吐

尿酮体（＋＋＋）必须立即住院治疗。

（1）禁食、少量饮水。

（2）每日输液并补充维生素，并记录出入量。营养不良者，可静脉滴注必需的氨基酸、脂肪乳剂等营养液。

（3）监测血清电解质水平，警惕代谢性酸中毒。根据血钾、血钠决定补充剂量。根据血二氧化碳结合力值或血气分析结果，予以静脉滴注碳酸氢钠溶液。

（4）检查眼底。

（5）B 型超声波检查排除葡萄胎。

一般经上述治疗 2～3 天后，病情大多迅速好转，症状缓解。待呕吐停止后，即可试进少量流质饮食，以后逐渐增加进食量，减少静脉输液量。若治疗数日后，效果不显著，加用肾上腺皮质激素，如氢化可的松 200～300 mg 加入 5% 葡萄糖液 500 mL 内静脉滴注，可能改善症状。

经上述积极治疗后，若病情不见好转，反而出现下列情况：①持续性黄疸。②持续性蛋白尿。③体温升高，持续在 38 ℃以上。④心率每分钟超过 120 次。⑤多发性神经炎、出血性视网膜炎及神经系统体征。⑥Wernicke 脑病，应迅速终止妊娠。

本例患者入院后予以禁食、静脉高营养，补充维生素及微量元素；控制 24 小时出入量；对症止吐；制酸及保护胃黏膜；解痉；注意水电解质平衡；监测大便隐血以及进行心理护理等处理，一般情况好转，恶心、呕吐、大便隐血消失，各项化验检查及胎儿发育正常，可进食普食，回当地产前随诊，故本例患者的处理是正确的。但是，如果患者在入院前，出现恶心、呕吐初期时若能积极对症处理，则就有可能阻止病情进一步发展，不出现电解质紊乱、消化道出血等严重并发症，因此，早孕期宣教、及时治疗非常重要。

案例五
子宫肌壁间妊娠

一、临床资料

患者，女，20 岁，因"停经 3 月余，下腹痛 3 小时伴晕厥一次"入院。末次月经 10 月 2 日，停经 44 天查尿妊娠试验阳性，B 超提示："宫内见孕囊 21 mm × 21 mm"。于 11 月 20 日行药物流产，未见绒毛，当天清宫，但仍未见绒毛。1 周后复查尿妊娠试验为弱阳性，10 日后阴道出血止。流产后未转经，有同房史。于 1 月 13 日 18 时 30 分左右突感下腹痛，伴肛门坠胀，晕厥一次，即来院就诊查尿妊娠试验阳性。

体格检查：血压 55/30 mmHg，心率 100 次/分，体温正常，患者呈失血貌，神志清醒，心肺无异常，下腹有压痛，移动性浊音阳性，肝脾肋下未及。

妇科检查：宫颈举痛明显，子宫增大如孕 50 天大小，左侧可及包块约 10 cm × 9 cm × 8 cm，有压痛。后穹隆穿刺抽出不凝血 5 mL。血红蛋白 84 g/L，血 HCG 22162.0 U/L。

B 超：盆腔见 100 mm × 97 mm × 86 mm 的杂乱回声，轮廓不清，腹盆腔中等量积液。

入院诊断：腹腔内出血；异位妊娠；失血性休克。

手术探查见子宫底部呈紫蓝色瘀斑，大小约 3.5 cm × 2.5 cm 并有一 0.5 cm 的破口，有活动性出血，两侧附件未见明显异常，子宫周围有积血块 500 mL，吸取游离性积血共 2000 mL。将破口打开，挖取胚胎样组织约 20 g，见囊腔为子宫肌层并予刮匙搔刮，探针探查未与子宫腔相通。考虑患者未婚需保留子宫，故将子宫浆肌层的破口用可吸收线缝合。术中回输自体血 500 mL、库血 800 mL。术后血 HCG 为 702.9 U/L。

病理诊断：子宫肌壁间妊娠。

术后 8 天平安出院。

二、会诊讨论

根据患者入院时的病史，主要是下腹痛 3 小时，则考虑是急腹症，妇科急腹症主要可归为三大类，即内出血、感染和肿瘤并发症。腹腔内出血型有：异位妊娠；黄体破裂；子宫穿孔。感染型的有：急性输卵管炎；输卵管卵巢脓肿。肿瘤并发症型的有：卵巢囊肿破裂；卵巢巧克力囊肿破裂；卵巢囊肿蒂扭转；卵巢肿瘤破裂；子宫肌瘤红色变性；绒癌穿破子宫出血等，还有急性阑尾炎等可能。根据该患者的病史，又伴有晕厥，查体呈明显失血貌，休克性血压，后穹隆穿刺抽出不凝血，腹腔内有出血，诊断上则首先考虑异位妊娠及黄体破裂可能性大。同时也不能完全排除绒癌穿破子宫出血，及其他脏器的出血。而尿妊娠试验阳性，主要考虑是异位妊娠，但也不排除妊娠黄体囊肿破裂，及绒癌穿破子宫的出血。因为后两种疾病也可以尿妊娠试验为阳性。患者曾于入院前一个多月前因"早孕"而行药物流产，且药物流产前 B 超提示宫内有孕囊，但流产过程中未见绒毛，流产后月经也未转潮。

因此一种可能是：一个多月前的"早孕"实际是"异位妊娠"，如果是异位妊娠，那当时 B 超提示的孕囊可能在宫角部，或是肌层，以至于 B 超未能考虑是异位妊娠，也因此在流产清宫的过程中未见绒毛。但有一点，患者在家服药 3 天中是否有组织自阴道掉出？如果肯定没有的话，那一个多月前的"早孕"应是"异位妊娠"。

另外一种可能是：本次异位妊娠是药物流产后未转经就同房再次妊娠所致的，是连续两次妊娠，一次早孕接着一次异位妊娠，遗憾的是流产清宫后未复查 B 超，不能明确流产后宫内是否还有孕囊。虽流产后一周查尿 HCG 为弱阳性，这并不能区分是宫外孕和还是流产后。患者本次入院时已呈休克，B 超示腹盆腔内中等量积液，只见盆腔有轮廓不清的包块，未见子宫内有明显孕囊，估计妊娠黄体囊肿破裂出血的可能性小。至于是否是绒癌引起的子宫穿破，虽绒癌有潜伏期，前次妊娠至发病时间间隔并无一定，故不能完全排除因绒癌穿破子宫引起的出血，但患者的临床症状与绒癌的不符，而且因绒癌侵蚀肌层并穿破则已非早期，估计流产后一月多就发生此结果的可能性极小。那究竟是何原因引起的内出血需在备有血的基础上，行剖腹探查，根据手术及病理检查的结果才能明确诊断。因患者腹痛时间较短，如果是异位妊娠或黄体破裂引起的腹腔内出血可回输。

本例的术中所见及最后病理结果明确诊断是：子宫肌壁间妊娠。子宫肌壁间妊娠极为罕见，是指受精卵在子宫肌层着床，不是种植在子宫内，而是四周被子宫肌层包围，与子宫腔不通，与输卵管管腔也不通，子宫上没有小囊，也没有憩室，也无失天畸形。如肌壁间妊娠破裂，引起腹腔内出血与输卵管妊娠破裂时的表现相同，手术前能诊断的病例几乎没有，确诊必须根据病理所见。本病例术前也未确诊。术后虽明确了诊断，但患者从 10 月 2 日的末次月经后，是一次异位妊娠呢？还是一次早孕接着一次异位妊娠，最终仍未得到明确依据。根据患者的自诉，在家服药期间未见有组织自阴道掉出，本科认为患者停经 3 月余实际是一次异位妊娠的可能性大。之所以能妊娠 3 月余，这跟输卵管妊娠相比，可能胚囊周围的子宫肌层组织健康，血供丰富，可供胚囊妊娠。如果胚囊向宫腔生长的话，有可能还能继续妊娠达较大的孕周。而胚囊向子宫浆膜层生长，达一定孕周则穿破浆膜引起出血。本例术中所见破口在子宫底的浆膜层，胚囊是向浆膜层生长的，并且与输卵管距离较远，当然不可能与输卵管管腔相通。术中为明确胚囊是否穿透肌层达子宫内膜，特经阴道用探针探查宫腔是否与胚囊腔相同，结果是并不相通。因此，在清除胚囊后囊腔再用刮匙搔刮，以免有残留。术后血 HCG 的测定，由术前的 22162.0 U/L 降至 702.9 U/L。子宫肌壁间妊娠的处理原则是手术清除妊娠，修补子宫。本例处理也是如此。至于子宫的去留要看子宫破损的程度及是否有生育要求。本例虽清除胚囊后囊腔达 3.5 ~ 4.0 cm，但患者尚未结婚，强烈要求保留生育能力，故向其家属说明将来妊娠有子宫破裂危险，予宫体修补术。目前，要求药物流产的患者越来越多，为排除宫外孕可能，本院在药物流产前全部先做 B 超，明确宫内有孕囊再用药。本例患者药流前做 B 超并提示宫内有孕囊而用药，但流产的过程中始终未见绒毛，虽流产后一周复查了尿妊娠试验为弱阳性，但这并不能区分是宫外孕还是流产后，未引起重视，忽视宫外孕可能。因此，对药物流产中未见绒毛者，一定要复查 B 超，或血 HCG 动态观察，以排除异位妊娠的可能，避免原本可避免的不良后果。

B 超：本例患者曾做两次 B 超，第一次是停经 44 天，尿 HCG(+)，早孕要求药物流产而 B 超，当时 B 超提示宫内见孕囊 21 mm × 21 mm。第二次是入院时，停经 3 月余，尿 HCG(+)，伴下腹痛，B 超所见的是盆腔内 100 mm × 97 mm × 86 mm 的杂乱回声区，轮廓不清，无法探及子宫的大小及孕囊的所在。这是因为宫外孕已破裂出血，在子宫周围积聚了较多的凝血块，干扰了 B 超的探查。因此就单凭这两次 B 超的结果，无法判断孕囊是否位于同样的地方。如果第一次 B 超提示无误的话，那两次妊娠分别是早孕和异位妊娠。但第一次 B 超停经时间较短，孕囊较小，有可能是位于肌壁间的孕囊，一是肌壁间妊娠极为罕见，二是因距宫腔非常近而被忽略。如果流产清宫过程中未见绒毛，及时复查 B 超，若仍见有孕囊，一定会引起重视，注意孕囊的位置，有可能及时发现这一极为罕见的异位妊娠。

三、最后诊断

子宫肌壁间妊娠。

四、病例总结

本病例虽然有病理检查为肌壁间妊娠，但仅为子宫底部破口打开后取出 20 g "胚胎样"组织，在囊腔内用刮匙搔刮探之亦与宫腔相通，因患者未婚未育，而未做其他进一步检查，凭此仅能做异位妊娠诊断；是哪一种异位妊娠，需留待患者婚后作进一步检查分析，如做 HSG 等，是否为残角妊娠等？真正的肌壁间妊娠实在太少见了，其次是患者血 HCG 在术后降为 702.9 U/L，未作进一步追访，因此随访应该重视，在此予以强调。

案例六
子宫颈妊娠

一、临床资料

患者女，38 岁，因停经 55 天，阴道出血 1 月，增多 1 天入院。末次月经 5 月 28 日。于 6 月 23 日起有不规则阴道出血。于 7 月 5 日因阴道出血量增多伴休克在本院 B 超提示不全流产，门诊急诊清宫，未见绒毛组织。当时给予补液，静滴催产素 20 U 后血压正常，阴道出血少。因患者要求未收住院，给予抗生素、止血剂口服。清宫后仍有少量阴道出血，无腹痛及发热。于 7 月 22 日晚阴道出血量增多，有大量血块，伴头昏。于 7 月 23 日凌晨急诊来院，给予补液、宫缩剂等治疗，无明显疗效。B 超子宫前位，5.3 cm×5.1 cm×4.5 cm，左附件 2.4 cm×1.5 cm，右附件 3.7 cm×2.2 cm，间有 1.2 cm×0.9 cm 液性暗区。宫腔内见 2.2 cm×1.5 cm 实质欠均质的稍高回声团块，间有不规则液性暗区。宫颈明显增大，回声欠均匀，前后径 4.2 cm，子宫后方见 0.6 cm 液性暗区。超声提示宫腔内混合性团块结合临床，宫颈肥大结合临床，盆腔少量积液。尿妊娠试验阳性，再次清宫，刮出少量血块。因仍有宫腔大量出血，肌注麦角新碱 0.4 mg，立止血 1 kU，但无效。估计出血量超过 1000 mL。生育史，2 年前剖宫产一女活婴。

体格检查：体温 37 ℃，脉搏 120 次/分，血压 80/40 mmHg，抬入病房，神志清，精神萎，面色苍白。心率 120 次/分，律齐，无杂音。两肺呼吸音清晰。腹部平坦，柔软，无压痛与反跳痛。

妇科检查：外阴已婚未产式，阴道有大量暗红色积血，宫颈口松，紫蓝着色，宫体前位略大，质地中等，无压痛，双附件无异常。

血常规报告：Hb 85 g/L，RBC 2.92×10^{12}/L，WBC 7.9×10^9/L，PLT 257×10^9/L。入院诊断阴道出血待查：①宫颈妊娠？②滋养细胞疾病？③失血性休克。立即开放两路

静脉，快速补液，配血，直接由门诊人流室平车送入手术室。常规备皮、导尿、宫颈涂甲紫。在连续性硬膜外麻醉下行剖腹探查术。术中见子宫增大如孕 50 天大小，宫颈上端近峡部处见 3 cm × 3 cm × 2 cm 肿块突出，质地软，呈紫蓝色，双附件正常。即行子宫全切术。术中输血 400 mL，补液 3000 mL，尿量 1000 mL。血压上升至 100/60 mmHg。术后给予补液、静滴丁胺卡那霉素及甲硝唑 5 天，次日复查血常规 Hb 68 g/L，RBC 2.27×10^{12}/L，WBC 11.4×10^9/L，PLT 185×10^9/L。再输血 400 mL，并口服速力菲抗贫血。术后 8 天腹部拆线，切口愈合。于 7 月 31 日痊愈出院。

病理切片报告：全子宫 10 cm × 6.5 cm × 4 cm，切面宫体下段颈管上段 1.5 cm × 1.5 cm 暗黑色肿块向浆膜层突出，另见肌壁间 1.5 cm × 2 cm 肿块，切面灰白出血，见绒毛组织。

镜检：颈管上端见绒毛蜕膜。

病理诊断：子宫平滑肌瘤，分泌性内膜，慢性宫颈炎，宫颈管上端妊娠。

二、会诊讨论

本例患者临床特点：38 岁已婚女性，2 年前有剖宫产史。有停经及不规则阴道出血史，18 天前清宫未见绒毛组织，清宫后仍有阴道出血。因出血量增多一天，B 超提示宫腔内混合团块、宫颈肥大，而再次清宫、宫缩剂、止血剂治疗无效。有休克及贫血症状体征，无腹膜刺激症状。妇检宫口松紫蓝着色，无明显举痛，子宫略大。剖腹探查术中见子宫增大如孕 50 天大小，宫颈上端近峡部处见 3 cm × 3 cm × 2 cm 肿块突出，质地软，呈紫蓝色，双附件正常。

经子宫全切术止血，输血 800 mL。病理报告子宫颈上端妊娠。

妇产科医师：患者有停经及阴道出血，无腹痛，似流产。第一次清宫未见绒毛组织，误认为不全流产胚胎已自然排出。18 天后阴道大出血再次清宫仍无胚胎组织。因无腹痛及腹膜刺激症状，排除了输卵管妊娠引起的腹腔内出血。但清宫半月后尿妊娠试验阳性，说明存在胚胎组织，甚至已发展为恶性滋养细胞疾病。虽然根据 B 超提示宫颈肥大，但妇科检查未见典型的宫颈妊娠体征：宫颈显著膨大，变软变蓝，宫颈外口扩张边缘很薄，内口紧闭，而宫体大小及硬度正常。因此入院诊断为宫颈妊娠、滋养细胞疾病。在保守治疗无法止血，且已存在失血性休克的紧急情况下，果断切除子宫，抢救患者生命是必要的。

B 超医师：本例患者曾于停经 40 天首次超声检查，见子宫增大约 7.9 cm × 6.1 cm × 5.4 cm，宫腔内见 6.1 cm × 3.5 cm 实质欠均质稍高回声团块，间有不规则的液性暗区。宫颈内口、偏上方见 2.7 cm × 1.8 cm 孕囊，内见胚芽及胎血管搏动。当时超声诊断为早孕（孕 6.9 周），不全流产可能。18 天后再次 B 超发现子宫较前缩小，而宫颈明显增大，前后径达 4.2 cm，回声紊乱不均匀。经手术病理证实为宫颈妊娠。本例误诊是个教训。结合病史与声像图，典型的异位妊娠不难诊断，但不典型的病例可能与早孕、子宫内妊娠流产、盆腔炎性肿块、黄体破裂出血等较难鉴别。

三、最后诊断

子宫颈妊娠；失血性休克。

四、病例总结

本例患者年龄 38 岁，有剖宫产及流产史，可能由于子宫瘢痕，而孕卵着床于子宫颈上端近峡部处。由于宫颈部内膜较薄，滋养细胞植入肌层甚至达浆膜下。并且由于宫颈部蜕膜发育不良，致使绒毛与蜕膜分离，血窦开放，即开始出血。宫颈妊娠的阴道出血可表现为由少到多，或间歇性阴道大出血，很难与难免流产鉴别。本例因胚胎着床于宫颈上端，所以阴道检查时扪摸不到宫颈显著膨大、外口扩张边缘变薄等典型的宫颈妊娠特征。导致首次就诊时误诊为流产而清宫。清宫时未发现绒毛，而并未引起重视。若能将子宫内刮出物送病理检查，并复查 B 超、连续监测血 HCG，有可能及早诊断宫颈妊娠。近年来常先采用 MTX 治疗，每日肌注 20 mg，共 5 日，或用 MTX 单次肌注 50 mg/m^2。经 MTX 治疗后，胚胎死亡，其周围绒毛组织坏死，然后刮宫出血量可明显减少，也许可能避免切除子宫。

案例七
宫角妊娠破裂

一、临床资料

患者，女性，31岁，已婚。因"停经4月余，腹痛2天，加剧5小时"就诊于外院，拟"腹腔内出血，失血性休克"于6月25日上午4：00在全麻下行右侧宫角＋右输卵管切除术。术中见腹腔内积血1000 mL，游离血3000 mL，子宫如孕2.5月大小，右侧宫角处10 cm×8 cm×6 cm肿块，见胎盘附着，肿块表面见一破口，上方见羊膜囊，囊内有一长约25 cm胎儿，尚存活，术中出血100 mL，导尿500 mL，血压降至70/35 mmHg。术后切口渗血，口腔鼻腔出血，血尿。查3P试验（＋），PT不凝，KPTT 164.8 s，试管法凝血时间25 s，予输少浆血1800 mL，冰冻血浆800 mL，单采血小板20个单位，纤维蛋白原4 g，凝血酶原复合物1000个单位，冷沉淀2个单位，白蛋白10 g，呋塞米100 mg以及甘露醇250 mL脱水利尿，西地兰0.4 mg强心，多巴胺80 mg升压治疗后复查3P试验（＋），血压130/68 mmHg，心率108次/分，尿量685 mL，尿色转清，补液量5250 mL。病情略有稳定拟"术后失血性休克，DIC可能"于6月25日20：00转入我院。

体格检查：神志清醒，反应淡漠，血压120/70 mmHg，心率114次/分，体温37.4 ℃，腹部切口渗血明显，腹腔负压引流100 mL，色红，尿量800 mL，淡红色。

二、入院诊断

宫角妊娠破裂术后；失血性休克；DIC。

入院以后予冷沉淀5个单位补充凝血因子，于23：00出现病情恶化，切口不断渗血，血压70/40 mmHg，心率140~150次/分，呼吸34~40次/分，胃肠减压为咖啡色液体，腹部逐渐隆起，B超连续检查提示腹腔内积液增多，腹穿证实腹腔内出血。经心内科、血液科会诊讨论决定后再次行剖腹探查术。因情况紧急于病房内气管插管保证供氧，在静脉麻醉下紧急手术。当时患者出现烦躁不安，瞳孔散大。术中见腹壁间浸润性血块约 300 mL，腹腔内出血 1000 mL。右宫角创面处未见明显出血，腹壁及腹膜呈紫蓝色，剪开腹膜后见少量血涌出，大部分组织见血块浸润，引流。术中输血 1000 mL。术后患者出现嗜睡，神志不清，烦躁，睑结膜水肿，尼莫地平扩血管，甘油果糖脱水。腹部切口渗血多，肉眼血尿，上消化道出血，予止血治疗及输冷沉淀 15 个单位，凝血酶原复合物 4 瓶。术后第 3 天后尿色转清，切口渗血减少。术后第 5 天凝血功能恢复正常。术后第 3 天曾出现血压 60/125 mmHg，心率 41 次／分，予多巴胺，异丙肾上腺素维持治疗。在此过程中肝肾功能损害，促肝细胞生长因子治疗。术后第 5 天开始清醒。但仍需辅助呼吸，维持人工呼吸 12 天（其中术后 5 天曾试行脱机失败重新上机）。术后出现贫血，术后曾发热达 39.4 ℃，冰毯降温。3 天后体温降至 38 ℃，一周趋正常，术后第 10 天血象正常。纠正低蛋白，予能全力鼻饲营养支持治疗。于 8 月 6 日出院，最后诊断：宫角妊娠破裂术后，失血性休克，多脏器功能衰竭。

三、会诊讨论

肺内科：该病例为腹腔内出血，失血性休克导致多脏器损害。如一旦发生脏器功能衰竭，救治十分困难，死亡率很高。治疗关键在于止血，有效供氧，预防感染，营养支持等。其中利用现代医学监护手段，加强以呼吸和循环为重点的全身监护和支持呼吸道通畅，必要时应用呼吸机作为辅助呼吸，保证充足，有效氧治疗，纠正低氧血症，维持有效循环和呼吸，防治脑缺氧和脑水肿是治疗中的重中之重。

妇产科：宫角妊娠一旦破裂，发病迅速，来势迅猛，及时诊断，及早治疗是抢救关键。①治疗上强调时间性，因为组织低灌注和缺氧时间越久，组织损害越重，甚至发生不可逆损害，缺血再灌注综合征严重。②治疗上重视循环和呼吸，尽可能及早纠正低血容量，组织低灌流和缺氧状态，改善各器官功能。该病例抢救工作是及时的，抢救结果是成功的，其中涉及临床各科（心内科、肺内科、血液科、麻醉科）通力协作，处理有整体观点，达到全面诊断治疗，通过监测血气、尿比重、血肌酐、心电图、中心静脉压等客观指标了解全身情况。抢救既有重点，又兼顾及全身，及早治疗发生损害的器官，同时改善全身情况（体液、电解质、酸碱度、营养），以阻断脏器间的连锁反应，治疗多脏器功能衰竭。

此病例为罕见的宫角妊娠破裂引起腹腔内出血，失血性休克，造成各脏器缺血缺氧，组织细胞变性、坏死、出血，导致脑、肺、肝、凝血系统等多脏器损害，具体表现如下：①休克，心律失常。②急性呼吸窘迫综合征（acute respiratory distress syndrome, ARDS），呼吸困难，呼吸窘迫，需呼吸机支持。③急性肾功能不全，少尿，血肌酐升高。④应激性溃疡。⑤急性肝衰竭，黄疸，神志异常。⑥DIC 胃肠出血，血尿，切口渗血。⑦中枢神经功能衰竭，意识障碍。其中 DIC 是由于休克晚期、微循环瘀血，血流缓慢、血液浓缩、黏滞性增高，红细胞易于聚集，以及严重缺血缺氧和大量酸性代谢产物聚集，使血管内皮细胞受损，激活内源性凝血系统所致。发病迅速，其病程发展三期之间没有明显界限，即高凝期极短，很快进入消耗性低凝期及纤溶亢进期。临床表现以广泛性、自发性出血为特点，多表现为皮肤黏膜出血、伤口渗血，严重者有血尿、胃肠道出血以及颅内出血等。治疗上以输大量新鲜血及纤维蛋白原为主（适合于 ATPP 显著延长及纤维蛋白原 <1 g/L），及时抢救患者的失血性休克，治疗同时监测凝血指标。对肝素的使用要特别慎重，一般只用于诊断明确的 DIC 高凝期。

四、最后诊断

宫角妊娠破裂术后；失血性休克；DIC。

五、病例总结

这是一个十分严重的由于失血性休克所导致脑、肺、肝、肾、凝血系统受损的多脏器衰竭综合征（Multiple Organ Dysfunction Syndrome，MOFS）案例。MOFS 的抢救是一个多科性协作的很复杂的抢救工作，抢救的医务人员要有很好的团队精神，抢救的重点在本患者是保证循环系统的稳定和对呼吸系统有充足的氧的供应。本患者失血量大，发生继发性 DIC，多次发生低血压，全身脏器受累，脑部缺氧，表现为昏迷，肺部发生ARDS，如果不进行插管以呼吸机正压给以高浓度的氧以及用升压药维持血压，患者的生命是难以为继的。正因为有足够的氧供应，使受损的脏器有修复的机会。所以本患者的抢救的成功首先归功于持续呼吸机给氧；其次和及时再次手术逐步纠正凝血功能障碍有关，如果不能制止出血，渡不过凝血功能障碍这一关，抢救仍归于失败；第三抗感染、注意酸碱平衡、及时补充身体所需的物质因子、纠正低蛋白血症等，都是使抢救成功的重要因素。从本病案提示我们妇产科医生应该有很好的内、外科基础技能，特别是一些相关的抢救知识，并且有很好的应对能力，以便与内、外科医生合作抢救重症患者。

案例八
单卵双胎、一胎畸形

一、临床资料

徐某，39 岁，患者月经 16 岁初潮，周期 30 天，29 岁结婚，10 年不育。末次月经 1 月 2 日，早期妊娠时曾有阴道出血 2 天，孕 5 个月时出现皮肤瘙痒，在外地就诊为"羊水过多及葡萄胎"，在我院门诊 B 超发现为双胎，一胎存活，另一胎仅见脊柱及部分肢体，即于 7 月 26 日住院。

体格检查：入院检查一般情况良好，血压 120/70 mmHg，心率 72 次/分，无杂音，肝脾未扪及。子宫底高度耻骨上 37 cm，腹围 105 cm，子宫壁张力大，未扪及胎头及胎儿肢体，但右下腹可听到胎心率 134 次/分。

住院后再次 B 超见正常胎儿位于宫腔右下方，双顶径为 71 mm，胎心搏动正常，在胎儿左上方可见 118 cm × 172 cm 实质性回声，其间可见无回声区，肿块下部见类脊柱的光带，未见胎心搏动，其肢体骨性光带显示甚短，胎盘位于宫腔右下方，羊水多。

临床化验：血常规在正常范围内，SGPT 74 U/L，总胆红素及一分钟胆红素均正常，AFP 90 ng/mL。

入院诊断：①第一胎孕 26 周。②双胎，一胎为无心畸形；羊水过多。③妊娠期肝内胆汁淤积症（ICP）。

入院后 20% 葡萄糖 20 mL 加地塞米松 10 mg，静脉注射，每日一次，共 3 天，每周重复，孕 29 周时阴道有流水，予以青霉素 80 万单位，肌注，每日 2 次，舒喘灵 2.4 mg 口服，每日 3 次，入院后 5 次做 SGPT，孕 30 周时为 174 U/L，2 次 HBsAg 阴性，总胆红素 1.82 mg/dL，一分钟胆红素 0.65 mg/dL。入院后 4 次 B 超检查，孕 30 周时，胎儿双顶径 75 mm，胎心搏动正常，头颅、躯干及肢体均未见明显异常，胎儿左上方实质性回声区明显增大，约 197 mm×151 mm，因考虑无心畸形增大迅速，可能导致正常胎儿心力衰竭，同时 ICP 已出现黄疸，可能发生胎儿窘迫，故决定终止妊娠。术前用维生素 K₁，肌注每日一次，共 3 天，9 月 1 日行子宫下段剖宫产，先取出一男性胎儿，重 1550 g，Apgar 评分 9 分，再取出无心畸形儿，胎盘顺利娩出，手术顺利，术中出血 400 mL，术后体温正常，7 天拆线，SGPT 及血清胆红素均降至正常，瘙痒已消失，10 天出院，早产婴住院 4 个月，生长良好，出院时体重 3500 g，体检未发现明显畸形，出生后 2 年复查，其发育良好。

无心畸形儿，重 3170 g，长 28 cm，未见胸部，其上端已呈肉团状，椭圆形，周径为 44 cm，表面覆盖皮肤，未见毛发，腹部短，脐带位于正中，下方可见男性外生殖器，阴茎短，未扪及睾丸，肛门位于正常位置，两下肢短，脚趾左右各五，排列不整齐，正中切开躯干腹侧，有大量液体溢出，未见心、肺，脐下方为一很小的腹腔，未见肝、脾、胃及胰腺，仅见少量肠襻，小肠短，大部为结肠，有阑尾，结肠直通肛门，两侧肾上腺、肾脏及输尿管均正常，下连膀胱，加压于膀胱时可见尿液自尿道口流出，睾丸位于腹腔内，脊椎位于躯干背侧，短小。

胎盘为单合子单绒毛膜双羊膜囊胎盘，20 cm×24 cm×2 cm，重 550 g，为有缘胎盘，两侧脐带均为边缘附着，其附着点相距很近，肉眼可见两侧脐带的胎儿面有动脉及静脉交通支，两脐带脐血管均为三根，胎盘镜下检查，绒毛水肿，分支停滞，绒毛板下及底板处基底膜普遍增厚伴轻度绒毛膜血管病。

二、会诊讨论

该患者 10 年不育，这次妊娠在 26 周时来门诊，检查认为有一胎是葡萄胎，主要是羊膜腔内可见一个胎儿，另外又见到一个部分胎儿躯体及肢体的组织，诊断为无心畸形，这是一种十分少见的畸形，在产前也仅能在 B 超下发现，这说明妇产科医生除了有基础的 B 超认识外还应有比较广泛的临床知识，方能作出恰当的诊断。

无心畸形是一种以没有心脏为特征的胎儿畸形，在临床上十分罕见，Beneditti 首次报道，其发生率约为 1：34600，无心畸形绝大部分发生在双胎中，极少数发生在三胎中。无心畸形的表现十分奇特，Nopolitani 根据畸形程度，将之分为四类：①无心无脑畸形（acardius anceps），有部分颅骨，面部发育不完全，可以有躯干、肢体的发育但无心脏。②无心无头畸形（acardius acephalus），无头无胸的发育，故无心脏、腹部有发育不全的脏器，有下肢发育，无心畸形中大部分属此类，本例即属此类。③无心无躯干畸形（acardius acormus），此为无心畸形中最少见的一种，仅见胎头发育，与胎盘相连，亦可由颈部与脐带相连。④无定形无心畸形（acardius amorphus），该类畸形无人的形体而发育成为无定形的难以辨认的肉团，上可覆以皮肤、毛发，与畸胎瘤的区别是它以脐带与胎盘相连。无心畸形的病因尚不明确，在双胎的正常胎儿与无心畸形的胎盘间，至少有一支动脉及静脉交通支，使双胎中的无心畸形藉正常胎儿心脏的动力通过交通支获得循环血液而生存，这种反向血流的血液中氧及其他营养成分均较低，有些学者认为早期的双胎妊娠中的一个胎儿发育较快，其心脏将血液通过交通支进入另一胎儿，使该胎儿心脏停止发育，而这种反向血流的低氧及低营养状态，可能不足以维持胎儿正常生长与发育而发生畸形，也有学者认为系先天性心脏不发育或原始心管融合失败所致，也有人研究了染色体异常与无心畸形，但未发现肯定的因果关系，总之，其病因尚需进一步研究。

双胎中一例为无心畸形的处理是比较困难的，本例的诊断在 B 超的帮助下顺利完成，但是在继续妊娠过程中陆续出现三个矛盾，首先是患者有 10 年不育的历史，因之本胎儿十分珍贵，在双胎最大的危险是早产，但本例为双胎合并 ICP 及羊水过多，容易发生早产，可随时发生胎儿窘迫，故有可能不得不及时终止妊娠，所以促使胎儿成熟十分重要；其次是孕 29 周时发生了胎膜早破，可能因羊水过多而发生，孕 29 周分娩，在双胎情况下胎儿过小，存活的可能性小，只能尽可能保胎；第三是发现无心畸形生长过快，由于其血供是正常胎儿提供的，异常胎儿的生长过速必然加重正常胎儿的心脏负担而发生心衰，加以 ICP 在发展中孕妇已出现黄疸，胎儿随时都可能发生窘迫，所以不得不在孕 30 周时终止妊娠，而正常胎儿已达 1550 g，可以存活，从对无心畸形的解剖中可以看出其组织间已有大量液体潴留，所以再等待下去，正常胎儿发生心衰是完全可能的，该例无心畸形其躯干为椭圆形，直径已达 15～20 cm，已无阴道分娩的可能，故决定以剖宫产终止妊娠。

三、最后诊断

GP，孕 30 周，剖宫产；早产；单卵双胎，一胎为无心畸形；胎膜早破；羊水过多；妊娠期肝内胆汁淤积症。

四、病例总结

双胎之一为无心畸形是很罕见的，但需注意的是一例为正常胎儿，另一例是异常胎儿，常常有并发症，所以处理时要注意尽可能保护胎儿，延长妊娠期，选择恰当时机终止妊娠。对本例还少了一个诊断是双胎输血综合征，B超时有羊水过多，分娩后证实是同性胎儿，但为男性，体重差别达100%，可惜产后未做血红蛋白定量测定，但凭以上三条即可诊断为双胎输血综合征。

案例九
重度妊高征

一、临床资料

患者 29 岁,因停经 8 月,头昏 2 周,血压升高 1 天,于 4 月 3 日入院。末次月经上一年度 7 月 15 日,宫内妊娠 37 周,基础血压为 105/75 mmHg,孕期曾产前检查 4 次无异常,胎动好,两周前自觉轻微头昏。今上午产前检查时发现血压升高收入院。

体格检查:体温 36.5 ℃,脉搏 89 次/分,呼吸 20 次/分,血压 140/90 mmHg,心肺无异常,腹隆起。

专科情况:宫高 33 cm,腹围 90 cm。右枕前,先露未入盆,胎心 112 次/分,骨盆外测量正常,肛查宫口未开,骨盆内诊无异常,门诊检查尿常规、尿蛋白(+),乙型肝炎全套示 HBsAg(+)、HBeAb(+),HBcAb(+)。

入院诊断:①宫内妊娠 37 周,右枕前,活胎,未临产。②中度妊高征。③乙型肝炎。入院后检查肝、肾功能、凝血功能均正常,解痉、镇静等处理效果不满意,渐发展为重度妊高征,于 4 月 10 日在连续硬膜外麻醉下行剖宫产术,顺利娩出一活婴,术中失血约 200 mL,手术顺利,术后予抗炎止血,促子宫复旧等治疗,于术后半小时(11:00)开始阴道流血增多,子宫收缩欠佳,促宫缩治疗,阴道流血短时减少后再次增多,至 16:00 累计失血 1000 mL,宫底上升至脐上二指,生命体征平稳,血常规检查示血红蛋白 83 g/L。凝血功能检查结果示:凝血酶原时间(PT)17 秒,纤维蛋白原(FIB)2.03 g/L,部分凝血活酶时间(APTT)43 秒,均显示异常,考虑有宫腔积血,予宫腔探查吸出凝血块 1000 mL,血液 400 mL,术后阴道流血减少,同时输血浆、新鲜血、凝血酶原复合物及纤维蛋白原等,仍有间歇性少量阴道流血。17:00 复查凝血功能检查提示血浆 PT 21 秒,APTT 106 秒,血浆 FIB 因太低无法测到,考虑为 DIC,立即组织会诊协助抢救。

二、会诊讨论

本例患者临床特点：①重度妊高征患者剖宫产术后阴道大流血为主要表现，促子宫收缩治疗无效。②体格检查生命体征较平稳，宫底上升。③血小板进行性下降，凝血功能异常。④既往有乙型肝炎病史。

血液内科：患者弥漫性血管内凝血（DIC）诊断成立，依据有：①患者产科病因存在。②动态观察血小板进行性下降，凝血因子消耗进行性增加，且出血持续存在，主张用肝素，因 DIC 整个过程很难具体分期，不用肝素阻止其高凝，而使用凝血酶原复合物是没有用的，因此，要用肝素之后再补充凝血因子。

心内科：目前 DIC 诊断成立，但患者目前血压 170/105 mmHg，降压药已用了柳氨苄心定、酚妥拉明等，降压效果也可以。最好考虑用硝酸甘油，硝普钠控制血压。利舍平虽有降压作用，但它可使心率减慢，出现忧虑。至于肝素，对 DIC 患者一般情况下可以用，但最安全的考虑应该使用低分子肝素，同时注意动态观察血红蛋白、血小板的变化。也可使用小剂量的东莨菪碱改善微循环。血压宜控制在 140/90 mmHg，不能太低。至于是否手术，还是由专科决定，严密观察。

麻醉科：这个患者有特殊性，病情不典型，病史中无血压下降及休克，是否由凝血机制异常引起。患者血红蛋白低，应积极补充，输血与阴道流血最好要平衡。现在血压高，心肌供血不足，表现有胸闷不适，舒张压达到了 100 mmHg，基本同意内科医生意见。血压还应下降一些，暂不考虑手术，以保守治疗为主，必要时切除子宫挽救生命。

妇产科：目前诊断 DIC 没有问题，首先有产科原因，出血有一个过程，下午查血凝全套示 PT 稍高，但 DIC 诊断依据不足，几小时后纤维蛋白原急剧下降消耗，低到测不到，凝血全套指标明显异常，按以往的经验，我们产科 DIC 的患者经积极处理后基本上都应逐渐好转。但该患者能否好转，没有把握。至于肝素的使用问题有两个困难问题。第一，妊高征患者，血压 >140 mmHg，用肝素易致脑出血；第二，如果手术治疗，在子宫上有开放性伤口，用肝素是否会继续出血，如果需要手术切除子宫，一般地术前4 h 应停用肝素。因此在使用肝素方面应持慎重态度。而且，该患者的 DIC 目前看来是在进展而不是停止，危险性相当大，加之患有肝炎，肝功能异常，如蛋白低，肾功能也有异常，如果不切除子宫，凝血因子是否会继续消耗引发多脏器损害。目前使用宫缩剂已达极量，能否继续用宫缩剂。

患者目前病情在好转，DIC 并非由羊水栓塞引起，而是由妊高征引起，处于高凝阶段，新生儿已转儿科正在抢救，切除子宫要慎重。

医务科：诊断没问题，治疗上切子宫要慎重，但手术时机一定要把握好，做好一切手术准备，严密观察，向家属交代病情，争取家属的合作与理解。

后记：会诊后用低分子肝素等抗 DIC 治疗，但持续阴道流血，做了子宫次全切除术，术中见腹腔内有暗红色的血块约 300 mL。手术顺利，术中出血约 400 mL，术后剖视子宫见下段肌层变黑、坏死。术后继发 DIC 及支持对症等治疗，痊愈出院。子宫标本送病理检查回报为：子宫肌壁炎性改变，近内膜侧有滋养细胞浸润。

三、最后诊断

宫内妊娠 37 周，已产活婴；重度妊高征；乙型肝炎；产后出血；DIC。

产科 DIC 是许多疾病发展过程中的一种急性出血综合征，发病急骤，来势凶险，母婴死亡率较高，调查显示，妇产科疾病引发的 DIC 发病率约 8.6%～20%，居发病原因第三位。

提高对本病的认识及改善预后的关键是早期诊断。妇产科 DIC 常见的诱因有胎盘早剥、死胎、感染性流产、产后出血、休克、羊水栓塞、重度妊高征、妊娠合并肝炎等。对有可能发生 DIC 者，要加强监护。

妇产科 DIC 的临床特点有：①以急性型为多见，发展迅猛。②以阴道倾倒性大出血为主要临床表现，其他部位的出血相对少见。但临床发现 DIC 时其外溢的血多已不凝固，提示已进入消耗性低凝期。③病因较明确，及时处理预后相对较好。在诊断时需注意部分病例，其 DIC 的诊断依据是以临床表现为主，不能要求实验室检查的一些数据都能及时达到诊断标准，必要时可采取预防治疗措施，否则可能延误抢救时机。

妇产科 DIC 的治疗应积极阻断内、外源性促凝物质入血，是预防和终止 DIC 的关键。除积极给予全身抢救以外，采取果断的产科处理也是十分重要的。在保守治疗无效时应及时采取子宫切除术。

四、病例总结

本病例为重度妊高征并发 DIC 的诊断可以确立，对于产时或产后 6～12 小时内发生的 DIC 是否使用肝素治疗是有不同的意见的。妇产科医师常常倾向于不用，因产科疾病所发生的 DIC，高凝期往往稍纵即逝，以羊水栓塞及胎盘早期剥离为例，均属此类变化，加以刚分娩后的子宫腔面很大，血窦的关闭也不十分牢固，用肝素后反而增加出血。本例在有子宫切除的思想准备下试用肝素仍持续阴道流血，即做次全子宫切除，剖面可见子宫下段色变黑，状类坏死；本例术后出血停止，可见做切除子宫的方法是恰当的。

案例十
先兆子痫

一、临床资料

患者，女，24 岁，头痛伴腹痛，4 小时，10 月 28 日急诊入院。患者末次月经 2 月 27 日，预产期 12 月 4 日。孕期未产检，近一月下肢水肿，近一周感乏力，上腹胀痛不适伴恶心。因头痛、右上腹痛 4 小时到院就诊测血压 270/120 mmHg。既往体健，无心、肺、肝、肾疾病史。月经初潮 14 岁，周期 30 天，经期 4～5 天。

体格检查：体温 36 ℃，脉搏 62 次/分，呼吸 20 次/分，血压 240/110 mmHg，急性痛苦病容，心律齐，两肺呼吸音清，肝、脾肋下未触及；右上腹轻压痛，腹部移动性浊音阳性。宫高 32 cm，腹围 99 cm，右枕前位，胎心 136 次/分，衔接浮，下肢水肿(++)。

入院诊断：G^2P^1，孕 34 周，ROA；先兆子痫。

入院后即予硝苯地平、硫酸镁降压、解痉等治疗血压仍为 210/170 mmHg，10 月 29 日出现牙龈出血、血尿，给予柳氨苄心定 50 mg 静滴，血压降至 190/105 mmHg，心率 68 次/分，床边心电图提示正常，眼科会诊眼底无明显变化。尿常规：蛋白(++)，血尿、隐血(+++)，管型 10～15 个/HP。血常规：Hb 126 g/L，PLT $52×10^9$/L，外周血涂片出现异形红细胞。生化全套：丙氨酸氨基移换酶 218 U/L，谷草转氨酶 540 U/L，乳酸脱氢酶 1565 U/L，尿素氮 9.9 mmol/L。凝血功能指标：凝血酶原时间(PT) 为 10.6 秒，部分凝血酶原时间(APTT) 为 25.9 秒，均正常。B 超示：双顶径 82 mm，单胎存活(头位)。NST 评 9 分，胎心基线平坦。诊断为先兆子痫，HELLP 综合征，肾衰早期。在全麻下行子宫下段剖宫产，娩一男婴，重 1550 g，评 2～4 分，立即予气管插管人工呼吸转儿童医院进一步治疗，查子宫切口无延伸，予逐层常规缝合，查术野无活动性出血逐层关腹。术毕常规清理阴道积血块，发现左侧宫旁有 4 cm×4 cm 的包块，经讨论考虑为阔韧带血肿即刻再次进腹探查发现左侧阔韧带血肿约 4 cm×5 cm 位于子宫切口外侧，予清除血肿，缝扎止血，不缝合膀胱反折腹膜，置腹腔负压引流管一根，术毕血压 174/123 mmHg，全麻后自主呼吸弱，血氧饱和度 83%，继续予人工呼吸，入重症监护室进一步诊治，诊断为急性呼吸窘迫综合征（ARDS），予人工呼吸机正压给氧，地西泮镇静，硫酸镁解痉，呋塞米利尿等治疗，血压仍高达 202/120 mmHg，且心率 52 ~ 56 次/分，加用立其丁，10 月 30 日血压降至 149/110 mmHg，予输新鲜血 400 mL，停立其丁，试脱人工呼吸机，带管呼吸 5 小时复查血气提示过度通气，拔除气管插管，血压 150/110 mmHg，血氧饱和度 98% ~ 100%。呼吸平稳，16 ~ 21 次/分。于 10 月 31 日转入妇产科普通病房继予降压、利尿、抗感染等治疗，一周腹部伤口拆线，复查血、尿常规及肝肾功能均正常，于 11 月 12 日病愈出院。

二、会诊讨论

HELLP 综合征是重度先兆子痫累及多系统的一种疾病形式，表现为微血管溶血性贫血（MHA）、肝功能障碍和血小板减少症，并可自特重患者发展为 DIC。HELLP 综合征并非在入院时就有明显的表现，而是在严密的血液学和血生化的观察过程中方能及早发现之。据估计有 4% ~ 12% 的重度先兆子痫患者可合并 HELLP 综合征，但由于起病隐匿、临床上不易发觉，常可误诊为某种非产科疾病。诊断本病的存在通常是在出现临床征象和肝脏累及症状之后，例如，上腹部疼痛、肝区或右上腹触痛、恶心和周身不适。由于 HEILP 综合征常常并不会因患有先兆子痫的一般征象和症状（重度高血压、蛋白尿）而受到注意，它的较早期和较轻型可能会被漏诊，除非依靠警惕性高的临床医师借助恰当的实验室评估来识别。因此，HELLP 综合征的病程常在明确诊断之前就已达后期，从而使早期识别和研究本病的病程增添困难。本患者的临床症状和实验室检查结果均支持 HELLP 综合征的诊断，关键是产科处理问题，何时终止妊娠，如何终止妊娠。

HELLP 综合征的诊断成立，应立即结束分娩，越是保守治疗，则预后越差，故提出"迅速分娩以改善母儿状况"。但在本病的处理问题上还存在较多的不同见解。对尚未达妊娠足月的 HELLP 综合征患者，对患者的初步处理与重度先兆子痫相同。首要任务是评估和稳定母体状况，特别是凝血机能异常。紧接着评估胎儿的状况，最后决策是否适应立即分娩。如果本综合征发生于 34 孕周或以后，或已具备胎儿肺成熟的依据，或者由于母体高危，那么就应考虑及时分娩。在 HELLP 综合征合并 DIC，则不论其孕龄如何都必须终止妊娠。在尚无 DIC 实验室证据和胎儿肺未成熟的患者，可给予二个剂量的甾体激素加速胎儿肺成熟，并于 48 h 后再分娩；但在此阶段内应持续监护母体及胎儿状况。HELLP 综合征具有较高的围生儿死亡率（8% ~ 40%）和显著的母体患病率。本例患者孕周已达 34 周，因此终止妊娠是适宜的。

终止妊娠的分娩方式：以往认为 HELLP 综合征的患者均以剖宫产终止妊娠，现在认为严重的 HELLP 综合征、合并 DIC 者及孕周 32 周以下者应以剖宫产终止妊娠，而对轻、中度的 HELLP 综合征、宫颈条件成熟、孕周达 32 周者可行阴道试产。硬膜外麻醉时须注意椎管膜外间隙发生血肿的可能性。因血小板减少，有出血危险应首选全麻，局麻可根据出血情况慎用。

麻醉科：该患者手术结束全麻复苏时呼吸弱，血氧饱和度低，血气分析 PaO_2 54 mmHg，$PaCO_2$ 34 mmHg，氧合指数 160 mmHg，诊断为呼吸窘迫综合征（adult respiratory distress syndrome，ARDS）予人工呼吸机正压给氧。分析其原因，先兆子痫、子痫患者的凝血功能、肾、肝、脑和血容量都可呈现不同程度的异常变化，并对麻醉过程和麻醉方式的选择产生不利的影响。第一，喉部及其周围的组织严重水肿可使查清这些结构和气管内插管遇到困难，反复试插不仅可加重喉部水肿，而且能引起严重的血压升高、并导致肺水肿。第二，硫酸镁常用于防止子痫的抽搐发作，但能使全麻时所用的非去极化肌松剂作用增强和作用时间延长。拔管必须在确认肌松剂作用已经消失、母体已完全清醒后再进行。这些患者一般须在恢复室或重点监护室内观察 12~24 h，以便能继续对血流动力学指标和尿量做严密监测。

HELLP 综合征虽然凝血功能检查正常，但往往存在 DIC 的倾向。血小板计数低于 20×10^9/L 适宜输给血小板，在剖宫产前矫治血小板减少症至关重要。然而，反复输给血小板则无必要，因为输入的血小板消耗很快，疗效短暂。我们的方针是在剖宫产插管麻醉前给所有血小板计数低于 50×10^9/L 的患者 400 mL 新鲜全血。手术创口部位渗血很常见，妊高征患者全身小血管痉挛，容易引起动脉栓塞，继而破裂出血，子宫下段膀胱返折腹膜处，组织疏松，腔隙大，位置低，出血不易停止，也不易发现，给临床诊断带来一定的难度。为了减低并发血肿的危险，建议让膀胱返折腹膜开放。并留置筋膜下引流 24~48 h 和开放部分筋膜上切口，所有引流切口可在 72 h 内完全闭合。如忽略上述建议，术后血肿形成率约为 20%。产后应在重症监护室内严密观察患者至少 48 h。多数患者在产后 48 h 内病理过程可出现缓解。

有关本例患者全麻后出现 ARDS 可能与硫酸镁用量有关，我们给该患者 5 g 快速静滴，随后 10 g 以 2 g/h 的速度静滴，该患者术后血镁浓度达 3.7 mmol/L，血镁浓度应以 2.5~3 mmol/L 为宜，血镁浓度高可产生呼吸抑制。硫酸镁是通过肾脏代谢，而该患者血镁浓度高可能与患者体重轻，且伴肾功能不全有关。因此，应用硫酸镁时，还必须注意体重与剂量和静滴速度之间的关系。对肾功能不全者应减少硫酸镁的用量总和。

HELLP 综合征的病死率约为 1.1%。由于孕妇病情的轻重不一，婴儿患病率及病死率在 10%~60% 之间。因为受到孕妇 HELLP 综合征的影响，可能出现胎儿宫内生长迟缓和呼吸窘迫综合征。本例患者孕周已达 34 周，新生儿因早产、胎儿呼吸窘迫综合征及家庭经济原因放弃抢救而死亡。

三、最后诊断

ROA；先兆子痫；HELLP 综合征术后并发阔韧带血肿；急性呼吸窘迫综合征。

四、病例总结

在重度妊高征特别是血黏稠度增加，微循环灌注受损者，可并发 HELLP 综合征。1982 年 Weinstein 首次提出重度妊高征可导致 HELLP 综合征的发生，是妊高征的一种特殊形式或并发症。

HELLP 综合征的发病机制并不很清楚，微血管病性溶血、肝脏损害以及血小板减少等在重度先兆子痫患者中占 4%~12%，而子痫患者中可高达 30%~50%。其发病机制有三方面：①红细胞难以通过痉挛的小血管导致红细胞变形及破碎。②先兆子痫患者由于微血管溶血性贫血（MHA），导致血管内皮损伤，使血管膜暴露，血小板黏附其上而被激活，则血小板黏附积聚，使血小板数量下降。③血浆内脂质和蛋白代谢异于正常妊娠，血浆内脂肪酸和胆固醇的浓度增加，影响细胞膜脂质成分与血浆内脂质成分的交换，从而诱发细胞裂解、变形、肝细胞膜受损，肝酶有细胞内释放。肝细胞肿胀，肝细胞膜通透性增加，故可有肝区疼痛，严重者可致肝被膜下出血甚至肝破裂。血小板凝集、减少又与重度妊高征患者血栓素/前列环素比值升高有关，均导致病情加重。

HEILP 综合征的临床表现及实验室指标变化：典型的临床表现为乏力，右上腹部不适或疼痛，最近体重过度增加及其他一些描述的症状和体征。少数患者可有黄疸、视力模糊、低血糖、低血钠及肾源性尿崩症。患者常因子痫抽搐、牙龈出血和右上腹或腹侧部严重疼痛及血尿而就诊，也可有恶心、呕吐及上消化道出血或便血者。

实验室检查：贫血呈轻、中或重度，但网织红细胞 >0.005~0.015，外周血涂片可见异形红细胞、棘红细胞、裂解红细胞与三角形红细胞碎片。血小板计数 <100×10^9/L，重度患者可以 <50×10^9/L（<50000/mm^3），乳酸脱氢酶（LDH）>600 IU/L 者，必须测血纤维蛋白原及纤维蛋白降解产物（FDP），并须测凝血酶原时间和部分凝血酶原时间。凡妊高征患者必须常规查血小板和肝功能，有异常者即当考虑本症。

治疗原则：积极治疗妊高征，解痉，扩容，补充血制品以提高渗透压；积极治疗 1~2 天，适时终止妊娠。分娩方式通常认为 HELLP 综合征的患者均以剖宫产终止妊娠。但对轻、中度的 HELLP 综合征、宫颈条件成熟、孕周达 32 周者可行阴道试产。在 HELLP 综合征中，1%~25% 的患者会出现并发症，如 DIC、胎盘早剥、成人呼吸窘迫综合征、肝肾衰竭、肺水肿、肝包膜下出血和肝破裂等。

由于 HELLP 综合征的临床表现较为模糊，给诊断带来困难。大约有 90% 的患者有全身不适的症状；65% 出现上腹痛；30% 的患者有恶心、呕吐；31% 的患者有头痛。由于早期诊断甚为重要，所以一旦孕妇在孕晚期出现不适或病毒性感染的症状，应及时做血常规及肝功能检查，以便尽早明确诊断。HELLP 综合征患者的体格检查可以没有任何阳性体征，但 90% 的孕妇有右上腹压痛，由于 30% 的正常的孕妇都有水肿，所以水肿并不说明问题，而高血压和蛋白尿可能很轻微，甚至没有。由于上述特点，HELLP 综合征的诊断平均延迟 8 天，多数患者在开始时易误诊为胆囊炎、胃肠炎或特发性血小板减少症等。在诊断时应注意与妊娠急性脂肪肝、特发性血小板减少性紫癜、溶血性尿毒症相鉴别。

参 考 文 献

［1］陈涓,杨敏.母婴护理及助产技术实训指导［M］.上海:同济大学出版社,2018.

［2］陈升平.助产操作实训教程［M］.北京:中国医药科技出版社,2022.

［3］郭玉兰,申丽蓉.母婴护理［M］.北京:人民卫生出版社,2022.

［4］何俐,孙红军,赵长华.妇产科护理技术实训教程［M］.武汉:华中科技大学出版社,2010.

［5］胡玉华,梁金香.营养与膳食［M］.武汉:华中科技大学出版社,2011.

［6］姜梅,陈海英.助产学导论［M］.北京:人民卫生出版社,2022.

［7］金庆跃,许红.妇产科护理技术实训［M］.北京:人民军医出版社,2015.

［8］李颖,李蕊.妇女健康［M］.北京:人民卫生出版社,2021.

［9］刘兴会,贺晶,漆洪波.助产［M］.北京:人民卫生出版社,2018.

［10］陆虹,庞汝彦.助产专业在中国发展的思考与探索［M］.北京:北京大学医学出版社,2016.

［11］罗仕蓉,周香凤,钱耀荣.基础护理学学习指导［M］.北京:北京大学医学出版社,2020.

［12］莫洁玲.妇科护理学实训与学习指导［M］.北京:人民卫生出版社,2022.

［13］石一复.剖宫产瘢痕妊娠及相关问题［M］.北京:人民军医出版社,2016.

［14］石振芳.遗传与优生学基础［M］.上海:同济大学出版社,2018.

［15］唐玲芳,董娜,向罗珺.助产技术［M］.上海:同济大学出版社,2022.

［16］王春先,刘胜霞.妇产科护理［M］.北京:人民军医出版社,2015.

［17］王海燕,吴晓琴.母婴保健［M］.北京:人民军医出版社,2015.

［18］王思蕴,王连艳,卢敏.护理健康教育与健康促进:理论与实践［M］.北京:中国医药科技出版社,
2021.

［19］魏碧蓉.助产学［M］.北京:人民卫生出版社,2014.

［20］许慧玲.护理礼仪［M］.上海:同济大学出版社,2019.

［21］薛梅.护理临床思维及技能综合应用［M］.北京:中国医药科技出版社,2019.

［22］翟巾帼.群组化母婴保健:助产士实用工作手册［M］.北京:北京大学医学出版社,2021.

［23］张银萍,秦瑛.妇幼保健与护理［M］.北京:人民卫生出版社,2022.

［24］朱梦照.助产学基础［M］.北京:北京大学医学出版社,2011.